Natürlich gesund durch Säure-Basen-Gleichgewicht

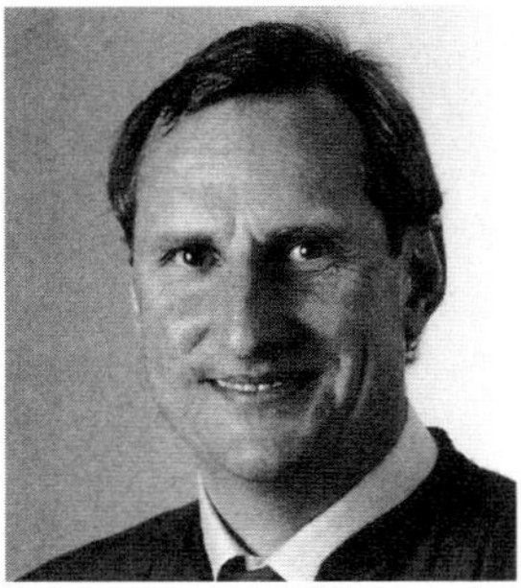

Dr. med. Robert M. Bachmann
ist Facharzt für Allgemeinmedizin und Naturheilverfahren sowie Badearzt und Lehrbeauftragter für Naturheilverfahren an der Universität Mainz.
Er leitet die Allgäu-Clinicen für Naturheilverfahren in Bad Wörishofen und in Hindelang. Seit vielen Jahren wendet er hier die Säure-Basen-Therapie erfolgreich an.

Dr. med. Robert M. Bachmann

Natürlich gesund durch Säure-Basen-Gleichgewicht

Mit Ihrem persönlichen
7-Tage-Programm zur sanften Entsäuerung

TRIAS

Leserservice:

Wenn Sie Fragen oder Anregungen zu diesem Buch haben, schreiben Sie uns!
TRIAS Verlag, Postfach 30 11 20
70451 Stuttgart

Umschlaggestaltung:
Cyclus · D+P Loenicker, Stuttgart

Lektorat:
Uta Spieldiener

Die Deutsche Bibliothek –
CIP Einheitsaufnahme
Bachmann, Robert M.:
Natürlich gesund durch Säure-Basen-Gleichgewicht : mit Ihrem persönlichen 7-Tage-Programm zur sanften Entsäuerung / Robert M. Bachmann. – Stuttgart : TRIAS, 1998
(TRIAS natürlich gesund)

Bildnachweis:
Norbert Reismann: S. 38, 177, 180, 185, 187, 191, 202, 205, 209
Mauritius: Umschlag, S. 175, 203, 204
Ketchum Public Relations: S. 169, 194
Bavaria: S. 50, 182, 188, 197, 198 200, 201, 206
Premium: S. 131
The Imagebank: S. 208
WDV: S. 189

Gedruckt auf chlorfrei gebleichtem Papier

Rüdigerstraße 14, D-70469 Stuttgart
Printed in Germany
Satz: Fotosatz H. Buck, Kumhausen
Druck: Westermann-Druck, Zwickau

ISBN 3-89373-422-8 1 2 3 4 5 6

Wichtiger Hinweis:
Wie jede Wissenschaft ist die Medizin ständigen Entwicklungen unterworfen. Forschung und klinische Erfahrung erweitern unsere Erkenntnisse, insbesondere was Behandlung und medikamentöse Therapie anbelangt. Soweit in diesem Werk eine Dosierung oder eine Applikation erwähnt wird, darf der Leser zwar darauf vertrauen, daß Autoren, Herausgeber und Verlag große Sorgfalt darauf verwandt haben, daß diese Angabe **dem Wissensstand bei Fertigstellung des Werkes** entspricht.
Für Angaben über Dosierungsanweisungen und Applikationsformen kann vom Verlag jedoch keine Gewähr übernommen werden. **Jeder Benutzer ist angehalten,** durch sorgfältige Prüfung der Beipackzettel der verwendeten Präparate und gegebenenfalls nach Konsultation eines Spezialisten festzustellen, ob die dort gegebene Empfehlung für Dosierungen oder die Beachtung von Kontraindikationen gegenüber der Angabe in diesem Buch abweicht. Eine solche Prüfung ist besonders wichtig bei selten verwendeten Präparaten oder solchen, die neu auf den Markt gebracht worden sind. **Jede Dosierung oder Applikation erfolgt auf eigene Gefahr des Benutzers.** Autoren und Verlag appellieren an jeden Benutzer, ihm etwa auffallende Ungenauigkeiten dem Verlag mitzuteilen.

Zu diesem Buch

»Cool« ist zum Modewort geworden. »Cool« ist toll. Sich nur nicht aufregen, immer gelassen bleiben – das ist ein Ideal, das in vielen Kulturen angestrebt wird. Doch heute sind wir davon weiter entfernt denn je. Wenn Sie sich Ihren Alltag betrachten: Sind Sie da immer so »cool«, wie Sie es sich wünschen? Oder geht es Ihnen so wie den meisten Mitmenschen, daß die Zeit immer schneller zu verrinnen scheint, daß Sie sich immer neu auf rasant verändernde Bedingungen einstellen müssen, kurz, daß der Alltag einfach »ätzend« ist? Und hier sind wir schon beim Thema Säure.

Stellen sich aufgrund der heute typischen hektischen, eben »ätzenden«, sauer machenden Lebensweise dann Befindensstörungen ein, dann werden diese natürlichen Warnzeichen mit allen Mitteln vertrieben, die sich dem modernen Menschen bieten: mit Kaffee die Müdigkeit, mit Aspirin die Kopfschmerzen, mit Nikotin entweder der Durchhänger oder die Anspannung. Irgendwann kommt entweder die Erkenntnis: »So kann es doch nicht weitergehen« – oder der große Knall, eine Krankheit.

Säuren höhlen Ihre Gesundheit aus.

Und Hand aufs Herz: Wer ernährt sich durchweg noch halbwegs natürlich? Wenigstens das Kochen soll keinen Streß machen, dafür gibt es doch die Fertigprodukte und Snacks. Sie ahnen es: Dieser Lebensstil rächt sich früher oder später. Wir werden sauer im wahrsten Sinne des Wortes: Der Stoffwechsel tut sein bestes, aber irgendwann kommt er gegen die vielen Fehler unserer Lebensweise nicht mehr an.

Unternehmen Sie aktiv und mit Spaß etwas gegen Säuren!

Das Zipperlein – ein unabwendbares Schicksal?

Sie werden in diesem Buch erfahren, daß Zivilisationskrankheiten und Befindlichkeitsstörungen vor allem durch ein erhöhtes Angebot an Säuren ausgelöst werden. Anders als bei ererbten Krankheiten beispielsweise können Sie dagegen jedoch selbst aktiv etwas unternehmen. Die Menschen werden heute immer älter, aber davon hat nur derjenige etwas, der gesund ein hohes Alter erreicht. Dafür können wir schon früh einiges tun. Aber nicht erst im Alter spüren Sie den Gewinn einer Lebensweise im Säure-Basen-Gleichgewicht: Schon bald fühlen Sie sich fit und ausgeglichen, Sie werden deutlich resistenter gegen Infekte, bekommen eine schönere Haut, eine höhere Streßtoleranz und was dergleichen Pluspunkte mehr sind, die Sie für den Alltag wappnen.

Auch ernsthafte Krankheiten sind mit Übersäuerung gekoppelt.

Säuren sind nicht nur für die Wälder und unsere schönen alten Bauwerke gefährlich, sondern sie unterminieren auch im Körper die Gesundheit. Hier erfahren Sie, wie eine Übersäuerung zustande kommt, warum dies mit unserer heute üblichen Lebensweise zu tun hat und wie Sie das ändern können, ohne sich kasteien zu müssen. Sie erfahren, welche Krankheiten, die die Schulmedizin oft genug nicht an der Wurzel packen kann, auf eine Übersäuerung zurückzuführen sind und wie Sie mit einer Entsäuerungstherapie diesen Krankheiten den Boden entziehen. Dazu gehören neben eher harmlosen, aber lästigen Störungen wie Kopfschmerzen oder Cellulitis auch ernsthaftere Krankheiten wie Hautleiden oder sogar Durchblutungsstörungen der Beine, des Herzens und des Gehirns. Damit es nicht bei grauer Theorie bleibt, werden Sie in einem 7-Tage-Programm konkret angeleitet, eine Entsäuerungs-Woche durchzuführen. Sie ist dazu gedacht, einmal die verschiedenen Formen der Entsäuerung kennenzulernen und selbst auch etwas zu experimentieren, was Ihnen gut bekommt. Aus dieser Erfahrung heraus starten Sie dann sicher in eine körperbewußtere Lebensführung. Denn:

Gesundheit ist nicht alles, aber ohne Gesundheit ist alles nichts (Schopenhauer)!

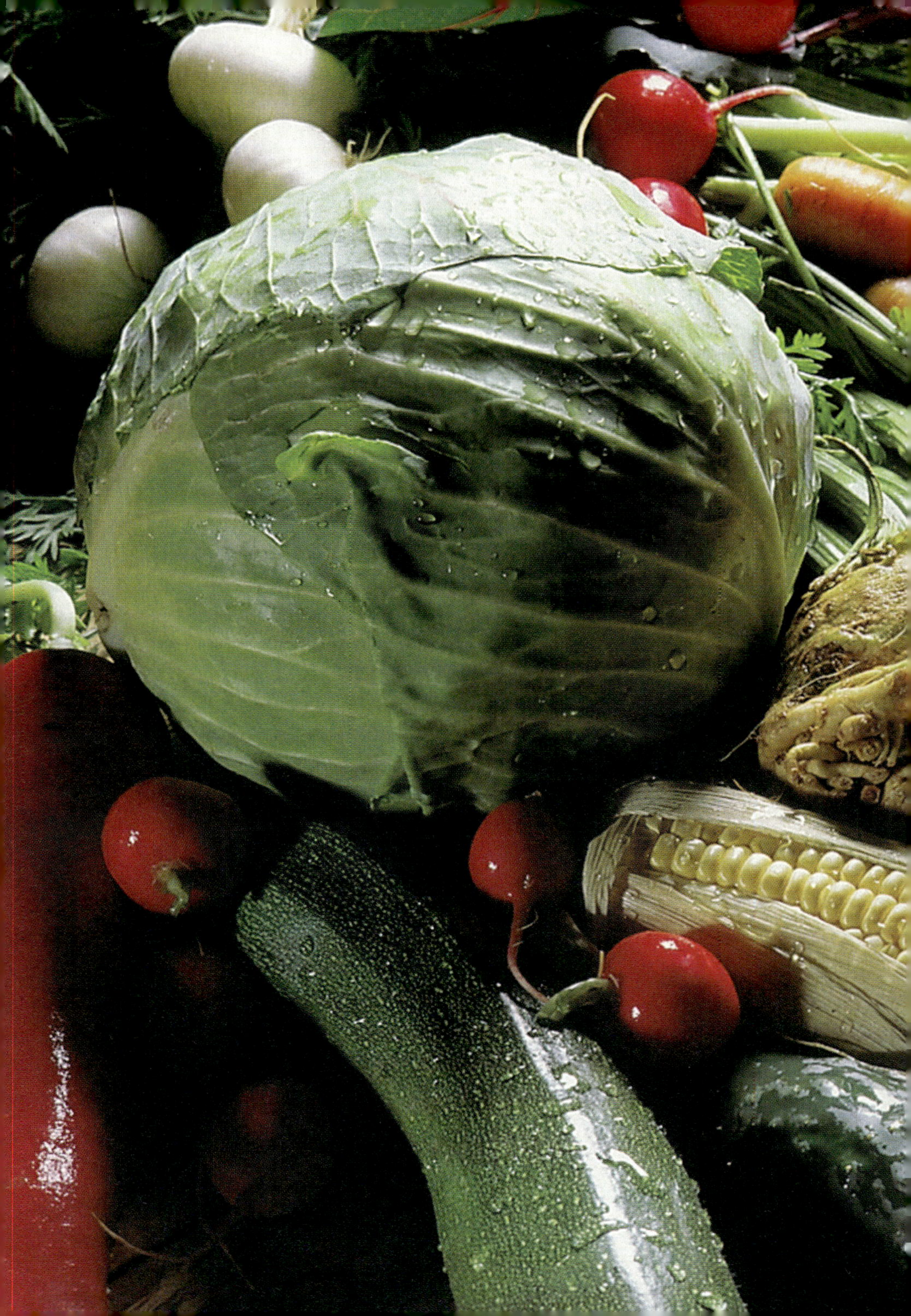

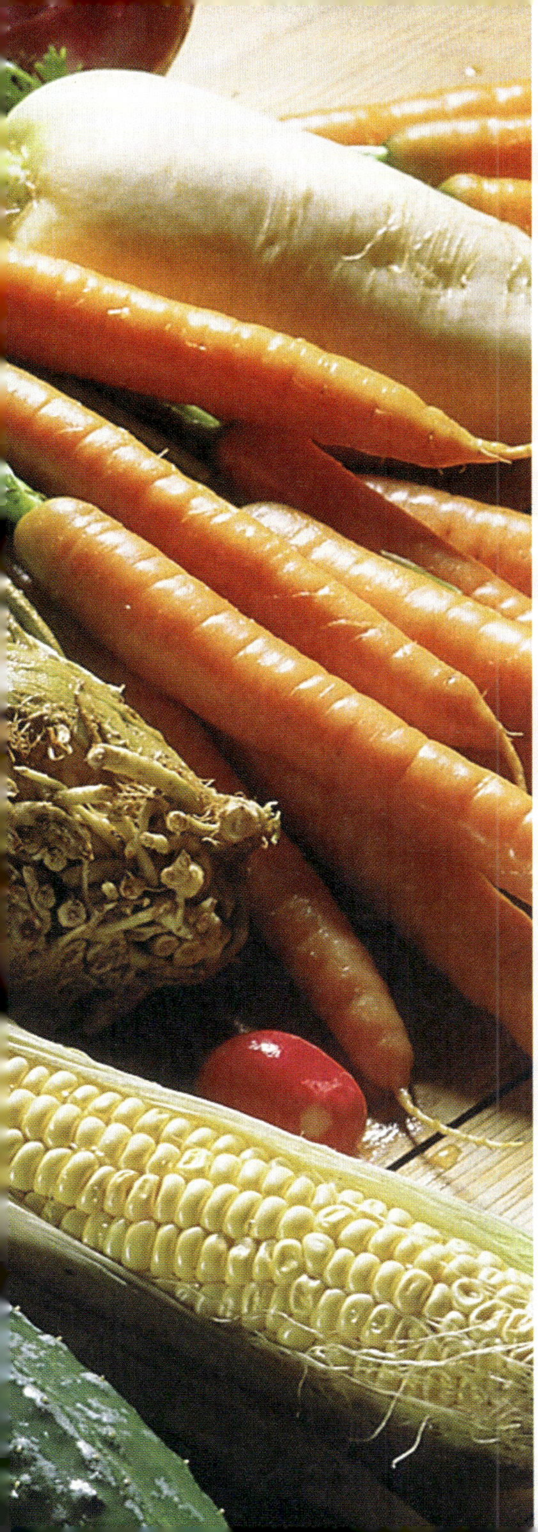

Der Säure-Basen-Haushalt

Hier erfahren Sie, warum der Säure-Basen-Haushalt für Ihre Gesundheit so wichtig ist. Keine Angst, Sie brauchen kein Chemie-Experte zu sein, um zu verstehen, warum Säuren und Basen im Körper von Bedeutung sind, wie sie reagieren und wie sie dort hineingelangen. Lernen Sie auch die faszinierende Selbstregulation des Säure-Basen-Gleichgewichtes kennen!

Säure-Basen-Balance für die Gesundheit

Warum Sie sich mit dem Säuren- und Basenhaushalt Ihres Körpers auseinandersetzen sollten? Er ist Grundlage für einen funktionierenden Organismus und damit für Ihre Gesundheit.

Der Säure-Basen-Haushalt: wichtiges Thema für Intensiv-Mediziner.

Da er für Zellen und Gewebe so wichtig ist, verfügt der Stoffwechsel über zahlreiche Maßnahmen, wie er den störungsanfälligen Säure-Basen-Haushalt in einem engen Rahmen konstant hält. Weil diese Mechanismen so gut im Verborgenen funktionieren, macht man sich kaum einmal Gedanken darüber, außer in wirklichen Krisensituationen wie bei Notfällen des Herzens oder dem Versagen der Lungenfunktion. In der Intensiv- und Notfallmedizin wurde die zentrale Bedeutung des Säuren- und Basenhaushaltes erkannt. Sobald aber die akute Krise vorüber ist und sich im Blut ein annähernd normaler Säurewert eingestellt hat, findet das Thema keine Beachtung mehr.

Wohlstandsleiden sind meistens Säureleiden.

Es ist ein großes Verdienst der Schulmedizin, Notfälle beherrschbar gemacht zu haben. Vor den vielen chronischen Leiden und Befindensstörungen scheint sie aber fast zur Kapitulation gekommen zu sein. Typische Wohlstandsleiden wie Gicht, Rheuma oder das »metabolische Syndrom« scheinen einfach der Preis für unser relativ langes Leben zu sein. (Beim metabolischen Syndrom treten Bluthochdruck, Fettstoffwechselstörungen, erhöhte Harnsäurewerte und Übergewicht gemeinsam auf. Wegen der Gefährlichkeit dieser Kombination spricht man auch vom »tödlichen Quartett«.)

Dennoch gibt es Menschen, die sehr alt werden, ohne an degenerativen Leiden wie Durchblutungsstörungen, grauem Star und ähnlichem zu leiden. Sie werden vermutlich aber immer seltener. Viel häufiger ist zu beobachten, daß andere bereits in jungen Jahren mit Hautleiden, Infektanfälligkeit oder Allergien kämpfen, also nicht gerade kerngesund sind, obwohl doch heute alle notwendigen Nahrungsbestandteile wie Fette, Kohlenhydrate, Eiweiße, auch Vitamine und Mineralstoffe ausreichend verfügbar sein müßten. An einer Mangelernährung kann die chronische Beeinträchtigung des Befindens also kaum liegen.

Warum sind viele Menschen trotz des Wohlstandes krank?

Inzwischen hat sich ein Faktor herauskristallisiert, der erklären kann, wie es zu vielen degenerativen und entzündlichen Krankheiten kommt und von wo das Ungleichgewicht im Stoffwechsel seinen Ausgang nimmt, das dann in die unterschiedlichsten Krankheiten oder Anfälligkeiten führt: Der Stoffwechsel ist auf ein gesundes Säure-Basen-Gleichgewicht angewiesen, und das ist – trotz aller Regulationsmechanismen – bei den meisten Menschen heute schon früh aus den Fugen geraten.

Warum ist das Säuren-Basen-Gleichgewicht so wichtig?

Sämtliche chemischen Reaktionen benötigen bestimmte Bedingungen und Verhältnisse, unter denen sie optimal ablaufen können. Bei den diffizilen biochemischen Reaktionen im Körper sind dabei die Toleranzgrenzen sehr eng gesteckt. Jede Reaktion benötigt neben der Anwesenheit bestimmter Substanzen und einer bestimmten Temperatur auch einen bestimmten sogenannten pH-Wert, eine bestimmte Säure- oder Basenkonzentration, bei dem die Reaktion stattfinden kann. Weicht dieser pH-Wert vom Optimum ab, reagieren die Reaktionspartner nur noch eingeschränkt und schließlich gar nicht mehr. Im Körper ist das nicht anders als im Reagenzglas.

Die Chemie muß stimmen!

Trotz der zahlreichen Schutzmechanismen, die den jeweils richtigen pH-Wert ermöglichen, gerät heute bei vielen Menschen die Aufrechterhaltung dieses geeigneten pH-Wertes in Gefahr. Krankheiten resultieren dann entweder aus dem veränderten pH-Wert selbst oder als Folge der stetigen Ausbeutung der Gegensteuerungsmechanismen. Die drei Folgen einer Übersäuerung sind:

Folgen der Übersäuerung.

- Krankheiten als Folge der Entmineralisierung durch Übersäuerung
- Krankheiten als Folge einer Säureablagerung im Gewebe bei Säureüberangebot
- Krankheiten als Folge eines gestörten Immunsystems wegen eines ungünstigen Gewebsmilieus

Wer rechtzeitig erkennt, daß sein Säure-Basen-Haushalt in Unordnung ist und dagegen steuert, der kann das Ausbrechen einer Krankheit verhindern und Befindensstörungen deutlich bessern, wenn nicht sogar wieder in den Zustand der Gesundheit zurückfinden. Aber auch bei bereits eingetretener Krankheit kann ein Ausgleich des Säure-Basen-Haushaltes eine Besserung oder Heilung herbeiführen.

Auch Sie profitieren von der Säure-Basen-Balance

Stellen Sie Ihre Gesundheit auf eine stabile Grundlage!

Jeder, der seine Gesundheit erhalten und rechtzeitig Alterungsprozessen vorbeugen möchte, jeder, der an Beeinträchtigungen des Befindens leidet oder bei dem bereits eine Krankheit eingetreten ist, sollte sich unbedingt mit dem Säure-Basen-Haushalt und dessen Pflege befassen, um für sich das beste zu tun. Die Erfahrung zeigt, daß viele als unvermeidliche Altersübel aufgefaßte Veränderungen nicht sein müssen, daß etliche Medikamente und manche Operation überflüssig werden, wenn der Stoffwechsel von Grund auf saniert wird, indem dem Säure-Basen-Haushalt die Beachtung zuteil wird, die er verdient.

Ein kurzer Ausflug in die Chemie

Zunächst sollen die Begriffe »Säure«, »Base« und »pH-Wert« erläutert werden. Eine Säure, soviel scheint klar zu sein, ist eine Flüssigkeit, die sauer schmeckt. Chemisch wird sie allerdings nicht nach dem Geschmack definiert, sondern nach ihrer Fähigkeit, positiv geladene Wasserstoffatome (H^+) abgeben zu können. Das H^+ wird als Ion bezeichnet. Das Zerfallen in ein H^+-Ion und den sogenannten Säurerest wird als Dissoziation bezeichnet. Je stärker die Tendenz der Säure ist, in ihre beiden Bestandteile zu zerfallen, desto stärker ist die Säure.

Jede Säure, die sich in Lösung befindet, besteht aus einem H^+-Ion und einem Säurerest.

Eine Säure läßt sich herausschmecken, weil die Geschmackspapillen der Zunge den Geschmack »sauer« vermitteln können. Für das Gegenteil der Säuren, die Basen oder Laugen, besteht keine derartige Geschmacksempfindung. Chemisch definiert sind Laugen als Substanzen, die eine negativ geladene OH-Gruppe abgeben können. Sie dissoziieren also ebenfalls, und zwar in einen metallhaltigen Basenrest und das sogenannte Hydroxyl-Ion (OH^-). Analog zu den Säuren kann auch die Stärke von Basen gemessen werden, je nach ihrer Tendenz, in Lösung auseinanderzufallen (zu dissoziieren).

Messung der Säuren- und Basenstärke: der pH–Wert

Die Stärke der Säuren und Basen wird gemessen als pH-Wert (**p**otentia **H**ydrogenii, Hydrogen = Wasserstoffion). Die pH-Skala reicht von 0 bis 14. Bei 7 liegt der Neutralpunkt. Alle Werte von 7 abwärts stehen für Säuren, alle Werte von 7 aufwärts für Basen. Dabei nimmt die Stärke der Säure bzw. Base mit der Entfernung von 7 zu; 0 ist also am stärksten sauer, 14 am stärksten basisch. Dabei nimmt die Stärke der Säure oder Base von Schritt zu

Eine neutrale Lösung hat den pH-Wert 7.

Beispiel für die Reaktion einer Säure mit einer Lauge: $HCl + NaOH \leftrightharpoons NaCl + H_2O$ (Salzsäure und Natronlauge ergeben Kochsalz und Wasser).

Schritt jeweils um den Faktor 10 zu; eine Säure mit dem pH 3 ist also 10 mal so stark wie eine Säure mit dem pH-Wert 4. Säuren haben immer die Tendenz, mit Basen zu reagieren. Dabei kommt eine neutrale Lösung und ein Salz heraus. Weiterhin zerlegt eine stärkere Säure das Salz einer schwächeren Säure und reißt den Basenteil des Salzes an sich. Die dabei entstehende schwächere Säure löst sich. Analog verhält es sich mit den Basen.

Soviel Chemie – muß das sein?

Vielleicht haben Sie sich in der Schule nicht besonders begeistert mit diesem Thema befaßt. Im Körper sind diese Dinge aber wichtig, und zwar deshalb, weil die Stärke einer Säure oder Base über die Löslichkeit der von ihnen gebildeten Salze entscheidet. Ein Salz wie das Kalziumphosphat, aus dem die Knochen bestehen, kann durch Einwirkung einer stärkeren Säure gelöst werden. Zwei wasserlösliche Salze können aber auch ihre Basenbestandteile austauschen, und damit kann ein wasserlösliches und ein unlösliches Salz entstehen, wenn die Säuren- und Basenanteile der Salze unterschiedlich stark waren. Über diesen Mechanismus wird beispielsweise das unlösliche Kalziumphosphat im Knochen aufgebaut. Salze können sich demnach an erwünschten Stellen ausfällen und damit z.B. die Stabilität des Knochen erhöhen.

So entstehen Gallen- und Nierensteine.

Sie können dies aber auch an unpassenden Stellen tun und so Ihre Gesundheit untergraben. So entstehen z.B. Gallen- und Nierensteine, wenn die Menge der in der Galle oder im Harn gelösten Stoffe das Löslichkeitsprodukt überschreiten und ausfallen. Harnsäure oder Urate bilden im Gewebe winzige Nadeln aus, die trotz ihrer mikroskopischen Kleinheit wie Stecknadeln pieken.

Starke und schwache Säuren

Im Körper existiert als schwache Säure die Kohlensäure, die sehr leicht zerfällt. Die Phosphorsäure, aus deren Salz die Knochen aufgebaut werden, ist mittelstark, weshalb dieses Salz nur von stärkeren Säuren wie Essig- und Milchsäure gelöst werden kann. Die stärkste Säure im Körper ist die Salzsäure des Magens, die von speziellen Zellen im Magen, den Belegzellen, bis auf einen pH-Wert von 1 eingestellt werden kann. Eine entsprechend starke Lauge ist in derart konzentrierter Form im Körper nicht vorhanden.

Im Magen wird die sehr starke Salzsäure gebildet.

Die unterschiedlichen pH-Werte des Körpers

Betrachtet man den Organismus als Gesamteinheit, entstehen ständig mehr Säuren als Basen. Dennoch liegt der pH-Wert im Blut, genauer gesprochen im Blutplasma, leicht im basischen Bereich, bei 7,37–7,43. Die Genauigkeit dieser Angabe mit zwei Stellen nach dem Komma läßt erkennen, wie wichtig der pH-Wert ist. Nur in diesem ganz engen Bereich ist der ungestörte Ablauf der verschiedenen Stoffwechselreaktionen im Blut möglich.

Das Blut muß zuverlässig leicht basisch sein.

In den Geweben liegt der pH-Wert etwas niedriger, teilweise im sauren Bereich. Jede Einheit, jedes Organ, jedes eigene »Abteil« oder Kompartiment im Körper hat seinen ganz bestimmten pH-Wert, der aufrecht erhalten werden muß, um das ganz feine Wechselspiel der verschiedenen Enzyme zu ermöglichen. Diese pH-Werte entziehen sich aber häufig der Messung. Wird eine Zelle angestochen, um mit einer feinen Meßelektrode den pH-Wert zu prüfen, dann verändert sie ihn schon.

Der pH-Wert im Gewebe kann nur mit aufwendigsten Methoden ermittelt werden.

Da jedes Kompartiment seinen ganz bestimmten pH-Wert hat, erlaubt eine Messung z.B. im Blutplasma keinen direkten Rückschluß auf den pH-Wert im Gewebe. Aus dem pH-Wert im Urin könnte man zwar berechnen, wieviel Säure der Körper ausgeschieden hat, aber ob nun ein normaler pH-Wert im Gewebe vorliegt oder ob es trotz der Ausscheidung immer noch übersäuert ist, läßt sich ebenfalls nicht mit Sicherheit sagen.

Welchen pH-Wert die einzelne Flüssigkeit oder Zelle benötigt, hängt von ihrer Funktion ab. Das Sekret der Vorsteherdrüse, der Prostata, beispielsweise muß alkalisch sein, denn in ihm gelangen die Samenfäden in die saure Scheide. Das Prostatasekret muß also basisch sein, um das saure Scheidenmilieu zu neutralisieren und dem Samen so das Überleben zu ermöglichen.

Magensäure ist ein natürliches »Antibiotikum«.

Im Magen muß ein niedriger pH-Wert herrschen, sonst würde nicht das Enzym Pepsin aktiviert, das die Eiweißverdauung einleitet. Auch die zahllosen Mikroben, die mit der Nahrung in den Magen-Darm-Trakt gelangen, würden nicht abgetötet und könnten sich im feucht-warmen Treibhaus des Darms explosionsartig vermehren.

Im Blut und in verschiedenen Zellen darf kein zu hoher pH-Wert herrschen, sonst würden sich die roten Blutkörperchen schlecht vom Sauerstoff trennen, den sie transportieren. Zu niedrig darf er aber auch nicht liegen, weil die Aktivität der vielen Enzyme, die die Stoffwechselvorgänge in den Zellen ermöglichen, sonst zum Erliegen käme. Ein Beispiel ist die Tätigkeit der weißen Blutkörperchen, die ins Gewebe einwandern und der Abwehr dienen: Eine geringe Übersäuerung im Gewebe lockt sie geradezu an, aber wenn der pH-Wert zu stark abfällt, stellen sie ihre Tätigkeit ein, und die Entzündung kann sich ausbreiten.

Wie kommen die Säuren in den Körper?

Der »Säurepool« des Körpers speist sich aus 3 Quellen: zum einen werden bei den unterschiedlichsten Stoffwechselvorgängen ständig Säuren gebildet; und zum anderen führen wir über unsere Nahrung dem Organismus Säuren zu. Die 3. Quelle sind die sog. Gärungssäuren.

Säuren von innen

Säuren entstehen bei den meisten natürlichen Prozessen.

Säuren entstehen bei vielen Stoffwechselvorgängen, zum Teil als Zwischen-, zum Teil als Endprodukte. Ein Beispiel ist der Zitronensäure-Zyklus, dem alle Kohlenhydrate bei ihrem Abbau unterliegen. Das Ausgangsprodukt dieses Zyklus ist Zucker, die Zwischenprodukte sind verschiedene Säuren, das Endprodukt ist Wasser, Kohlendioxid und Energie, sofern der Zitronensäure-Zyklus ungehindert bis zum Ende ablaufen kann. Steht beispielsweise kein Sauerstoff zur Verfügung, nimmt der Stoffwechsel in den Zellen einen anderen Weg, für den er keinen Sauerstoff benötigt, bei dem aber vermehrt Milchsäure anfällt. Dieser Weg wird »anaerober« Stoffwechsel genannt.

Wenn Sauerstoff fehlt, werden mehr Säuren gebildet.

Säuren zum Selbsterleben

Hatten Sie schon einmal einen Muskelkater? Hier haben die Muskelzellen unter Sauerstoffnot gearbeitet, so daß Milchsäure (Laktat) im Muskel anfiel. Säure bewirkt Schmerzen, den Muskelkater! Und was können Sie dagegen tun? Vermeiden Sie die Sauerstoffnot, indem Sie sich bei körperlichen Anstrengungen immer nur so weit belasten, daß Sie sich noch unterhalten bzw. durch die Nase atmen können! Der Übergang zur Mundatmung markiert den Übergang zur Verbrennung im Sauerstoffmangel.

Chronische Müdigkeit weist auf Übersäuerung hin. Nach Korrektur Ihres Säure-Basen-Haushaltes sind Sie weniger rasch ermüdbar und viel ausdauernder!

Mit diesem Hintertürchen kann der Körper zwar die Energiegewinnung aufrecht erhalten, aber es fallen Säuren an. Säuren bewirken nicht gleich Schmerzen, sondern zunächst eine Ermüdung. Ermüdung ist also ein deutliches Signal, daß der anaerobe, säureliefernde Weg eingeschlagen wurde! Daraus folgt, daß eine Erholung um so schneller eintreten kann, je besser die Säuren wieder beseitigt werden können. Nach einer körperlichen Anstrengung steigt der Säure(Laktat-)Spiegel im Blut. Er sinkt dann innerhalb der nächsten Minuten schon wieder ab, ohne daß beispielsweise zur Neutralisation Basen zugeführt werden. Der Körper verfügt also über Mechanismen, die Säuren zu neutralisieren. Diese Mechanismen entscheiden damit auch ganz wesentlich über die Leistungsfähigkeit des Menschen.

Säuren von außen

Säuren, die im Zusammenhang mit der Ernährung stehen, sind Fruchtsäuren, Gärungssäuren und Konservierungssäuren.

Neben den Säuren, die im Stoffwechsel anfallen, werden dem Körper ständig auch Säuren von außen mit der Nahrung zugeführt. In Obst und Gemüse enthalten sind die sogenannten Fruchtsäuren. Daneben enthält die Nahrung auch Gärungssäuren, die allerdings auch im Organismus selbst gebildet werden. Nicht ganz zu vernachlässigen sind auch die Konservierungssäuren (z.B. Benzoesäure), die sich in vielen stark verarbeiteten und Fertigprodukten der neuzeitlichen Küche finden.

Ein Trugschluß ist es jedoch, einfach den pH-Wert einzelner Nahrungsmittel zu messen und dann auf ihre Bedeutung im Säure-Basen-Haushalt zu schließen. Ein noch größerer Trugschluß ist es, sich einfach auf den Geschmack zu verlassen.

Süßes maskiert die Säure.

Wie das? Fangen wir mit dem Geschmack an: Das heute übliche reichliche Süßen verdeckt nicht selten die Säure. Saure Getränke oder Nahrungsmittel würden wir oft zurückweisen, wäre der Geschmackseindruck nicht mit Zucker übertüncht. Hierzu gehören z.B. Colagetränke oder Fruchtlimonaden, die erstaunlich sauer sind. Weiter ist für den Körper aber auch relevant, wie das Nahrungsmittel nach der Verdauung im Körper reagiert. Fleisch beispielsweise ist aufgrund seines Eiweißgehaltes eher basisch. Im Körper allerdings, nach Aufschließen durch die Verdauungssäfte, fallen reichlich Kernsäuren an, die schließlich zu Harnsäure verstoffwechselt werden. Fleisch führt dem Körper also Säuren zu.

Kaffee macht sauer!

Ein anderes Beispiel ist der Kaffee: Wenn Sie den pH-Wert in einer Tasse Kaffee messen, liegt er gar nicht einmal so niedrig, bei pH 5,4, im Milchkaffee noch höher. Aber Kaffee enthält zum einen Purine, die nach Verstoffwechselung zur sauren Reaktion führen, und zum anderen Koffein, das im Körper ähnlich wie das Streßhormon Adrenalin wirkt und den Stoffwechsel zur sauren Seite hin verschiebt. (Wie Sie sich von Kaffee am leichtesten verabschieden können, ist auf Seite 137 beschrieben.)

Die Zitrone wirkt letzten Endes basisch.

Säuren, die leicht flüchtig sind und ausgeschieden werden können, fallen unter Umständen in der Säure-Basen-Bilanz nicht ins Gewicht. Ein sauer schmeckendes Nahrungsmittel kann sogar letzten Endes basisch wirken, wenn die enthaltenen leicht oxidierbaren Säuren nicht mehr ins Gewicht fallen, die basischen Anteile aber im Körper zur Verfügung stehen.

Die basische Wirkung offensichtlich säurehaltiger Nahrungsmittel gilt allerdings nicht ganz uneingeschränkt. Auf jeden Fall muß bedacht werden, daß z.B. saure Getränke zunächst Kontakt mit den Zähnen haben und dort sauer wirken. Sie können dort also direkt den Zahnschmelz angreifen. Auch Menschen mit einem »übersäuerten« Magen reagieren oft empfindlich auf saure Nahrungsmittel.

Der Körper verringert die Säure-Annahme

Vor einem allzu großen Ansturm von Säure muß sich der Körper schützen. Er schließt gewissermaßen seine Schalter: Die Darmzotten nehmen einen übersäuerten Nahrungsbrei nicht auf und weisen der Lieferung unbearbeitet die Tür. Das bedeutet Durchfall. Jeder kennt ihn, wenn er zuviel unreifes Obst vertilgt hat. Diesen Schutz vor Säure sollten wir unter keinen Umständen verhindern, indem der Durchfall mit Medikamenten bekämpft wird!

Durchfall kann Schutz vor Säure sein.

Bei aller Theorie über das Für und Wider, über ihre saure oder basische Wirkung bestimmter Nahrungsmittel: Beobachten Sie immer, was Ihnen selbst gut bekommt. Ihr Empfinden, nicht eine bestimmte Philosophie dient Ihnen als Richtschnur. Was dem Schmied bekommt, verträgt nicht der Schuster. Allerdings muß bei diesem Rat beachtet werden, daß viele heute aufgrund des Genußmittelkonsums und der Künste der Food-Designer völlig verlernt haben, auf ihren Instinkt zu achten. »Food-Design« bedeutet, daß Nahrungsmittel am Reißtisch entworfen werden mit der Absicht, die natürlichen Reaktionen wie das Sättigungsgefühl zu überlisten.

Entdecken Sie Ihre Ernährungsinstinkte wieder!

Der 3. Weg: Gärungssäuren

Säuren werden, wie Sie gerade gelesen haben, einerseits von außen zugeführt, andererseits entstehen sie auch in allen Geweben und Zellen. Als dritten Weg wird als Säurequelle die Gärung im Darm immer zentraler für den Säure-Basen-Haushalt. Hierbei fallen die sogenannten Gärungssäuren an, die in den Körper aufgenommen werden. Sie bilden sich, wenn Kohlenhydrate durch Darmbakterien gespalten werden. Diese Säurebildung findet nur dann in nennenswertem Umfang statt, wenn die Nahrung im Dünndarm nicht ausreichend gespalten und aufgenommen werden konnte. Sie gelangt dann in den Dickdarm, wo sie ein willkommenes »Futter« für die sogenannte intestinale (Darm-)Flora bildet.

Ob im Silo, bei der Essigproduktion oder im Darm: Gärung bildet Säuren.

Die Mikroflora im Darm

In der normalen, gesunden Mikroflora siedeln Keime, die von Ballaststoffen leben und für die normale Dickdarmfunktion wichtig sind. Gelangen im Speisebrei jedoch noch unverdaute Kohlenhydrate und Eiweiße in den Dickdarm, so werden Keime gefüttert, die sich auf diese Nährstoffe spezialisiert haben. Sie vergären die Kohlenhydrate zu Säuren und Fuselalkoholen, zwei Substanzgruppen, die sich in ihrer Schädlichkeit für die Gesundheit gegenseitig zu überbieten suchen.

»Säurefang« durch Puffer

Obwohl wir später noch auf die Ernährung zu sprechen kommen: Kartoffelpuffer sind hier nicht gemeint. Eher schon kann der Vergleich zu den Puffern einer Lokomotive herangezogen werden. Ebenso, wie diese Puffer einen starken Schlag abfangen sollen, hält der Körper Puffersubstanzen bereit, die die Wirkung einer Säure mildern und so den aktuellen pH-Wert aufrechterhalten. Eine Pufferlösung kann Säuren (oder auch Basen) abfangen, ohne daß sich der pH-Wert der Lösung sehr verändert.

So schützt sich der Körper vor Säuren.

Im Blut sind die wichtigsten Puffer das Bicarbonat, der rote Blutfarbstoff (das Hämoglobin) und die in der Blutflüssigkeit (Plasma) gelösten Eiweiße. Grob gesprochen ist die Pufferkapazität um so höher, je mehr Säure eine Pufferlösung schlucken kann, ohne selbst saurer zu reagieren.

Bicarbonat kann im Blut am schnellsten als Puffer reagieren.

Das Bicarbonat stellt im Blut den größten Anteil an Pufferbasen. Die chemische Formel lautet HCO_{3-}. Es kann in großen Mengen auf Abruf vorrätig gehalten werden, weil die Ausgangssubstanzen – H_2O, also Wasser, und Kohlendioxid (CO_2) – reichlich vorhanden sind.

Pufferkapazität im Gewebe

Das Blut muß eine hohe Pufferkapazität haben, weil es ja nicht nur dem Antransport von Nährsubstraten ins Gewebe dient, sondern auch die »Abfallstoffe« entsorgen muß. Und ein wichtiger Abfallstoff ist die Säure. Aber auch die Gewebe brauchen selbstverständlich einen Puffer, denn hier ist ja der Ort, wo die Säuren zunächst einmal anfallen. Ein falscher pH-Wert würde sofort die Enzymfunktionen der Zellen und damit ihre Haupttätigkeit zum Erliegen bringen.

Säuren, Säuren – und wo bleiben die Basen?

Säuren können dem Organismus von außen zugeführt werden oder in seinem Inneren gebildet werden. Dabei besteht ständig die Tendenz, ins zu Saure abzugleiten. Basen müssen immer von außen zugeführt werden. Und dabei besteht in der Natur kaum die Gefahr, zuviel des Guten zu tun. Der Körper ist von Natur aus gut gewappnet gegen Säureangriffe. Einem Zuviel an Basen wäre er ziemlich schutzlos ausgeliefert, aber diese Gefahr besteht kaum.

Ein Basenansturm ist unwahrscheinlich.

Ganz im Gegenteil: Gerade unsere heutige Ernährung, die die notwendige Basenzufuhr nicht aufrechterhält, dagegen den Körper geradezu mit Säuren überschwemmt, hat das Thema »Säure-Basen-Haushalt« so brisant gemacht. Selbst die ausgefeilten Regulationsmechanismen werden mit der Säureflut nicht mehr vollständig fertig, und das Ergebnis sind die sogenannten Säurekrankheiten. Gerade die wie geschmiert laufenden Säureregulationsmechanismen sind aber auch das Tückische. Weil sie jahre- und jahrzehntelang eine Mißwirtschaft auf dem Säuresektor kompensieren können, verlaufen die Zivilisationskrankheiten so schleichend. Lange bleiben sie versteckt vor dem diagnostischen Zugriff, da sich keine meßbaren Änderungen in den Blutwerten erkennen lassen. In den Geweben aber nagen die Folgen der Säurebelastung.

Verlassen Sie sich nicht zu lange auf Ihre Schutzmechanismen!

Basen sind auch wichtig

Einige Organe können nur unter einem deutlich basischen Milieu arbeiten. Zu diesen basenliebenden Organen gehören die Verdauungsdrüsen: die Drüsen im Dünndarm, die Bauchspeicheldrüse und die Leber. Ihr Bedarf an Basen ist enorm. Woher also nehmen?

Säure im Magen bedeutet Basen im Blut.

Im Magen werden große Mengen an Salzsäure gebildet, um die Verdauung einzuleiten. Da aber immer ein Gleichgewicht bestehen muß, bilden die Belegzellen im Magen gleichzeitig Salzsäure und Natronlauge. Sie benötigen dazu Kochsalz (NaCl) und Wasser. Die Salzsäure wird in das Mageninnere abgegeben, die Base ins Blut. Das Blut transportiert die Basen zu den basenliebenden Verdauungsdrüsen, wo sie rasch benötigt werden. Auf dem Weg dorthin durchströmt das Blut allerdings alle Gewebe und kann dort Säuren neutralisieren. Die sogenannte Basenflut ist demnach notwendig, um eine Übersäuerung der Gewebe zu verhindern. Im Urin ist sie daran kenntlich, daß nach einer Mahlzeit der pH-Wert deutlich ansteigt, also basischer wird.

Die Regulation des Säure-Basen-Haushaltes

»Gepuffert« bedeutet noch nicht »entfernt«.

Der erste Mechanismus, um mit einem Säureanfall fertig zu werden, ist die Pufferung der Säure, die auf Seite 27 beschrieben ist. Aber natürlich kann es der Organismus dabei nicht bewenden lassen; die Säuren müssen schließlich aus dem Körper hinaus befördert werden. Dazu stehen ihm die verschiedenen Regulationsorgane zur Verfügung:

- Blut
- Lunge
- Niere
- Haut/Schleimhaut
- Bindegewebe

Der Abtransport über das Blut

Dem Blut kommt die Aufgabe zu, die Säuren zunächst einmal aus ihren Ursprungsorten aufzusammeln und zu den Ausscheidungsorganen hin zu transportieren. Dabei sollte sich sein pH-Wert nicht ändern, was ihm durch die Beanspruchung seiner Puffer gelingt (s. S. 27). Beim Abtransport kommt den Geweben ein Mechanismus zu Hilfe: Fällt vermehrt Säure an, erschlaffen die Muskelfasern der Blutgefäße und lassen somit mehr Blut in das übersäuerte Gebiet fließen. Damit wird die Transportkapazität gesteigert, mehr Säure kann abtransportiert werden. Die Säure erleichtert aber wiederum auch eine Steigerung des Stoffwechsels, denn bei einem niedrigeren, also sauren pH-Wert löst sich der Sauerstoff leichter von seinem Transportmedium, den roten Blutkörperchen. Sobald sich der Sauerstoff löst, kann der rote Blutfarbstoff ein zusätzliches H^+-Ion aufnehmen. Durch Sauerstoffabgabe wird also die Pufferwirkung noch verbessert.

Wie kann bei solchen Schutzvorkehrungen überhaupt etwas schiefgehen?

Der Zusammenhang zwischen Entzündung und Säuren

Eine Entzündung ist durch fünf Charakteristika gekennzeichnet: Wärme, Rötung, Schwellung, Schmerz und eingeschränkte Funktion. Alle gehen letzten Endes auf einen gesteigerten Stoffwechsel und damit verbunden eine Übersäuerung zurück. Die Übersäuerung bewirkt den Schmerz, Wärme, Rötung und Schwellung sind Folge des gesteigerten Blutflusses zum Abtransport der Säuren.

Säuren spielen bei Entzündungen eine wichtige Rolle.

Ein weiterer Puffer im Blut wird durch Phosphate gestellt. Phosphate wurden bereits als Bestandteile des Knochens vorgestellt; sie sind zur Pufferung ebenfalls im Blut vorhanden. Einleuchtend, daß ein ständiger Bedarf an Pufferungsmaterial bei zu hoher Säurezufuhr im Laufe der Zeit am Phosphatdepot, den Knochen, nagt!

Schließlich beteiligen sich die im Blut gelösten Eiweiße an der Pufferung. Vor allem ein bestimmter Eiweißanteil, das Albumin, ist hier zu nennen.

Das Ausatmen über die Lunge

Kohlensäure kennen Sie vom Sprudeln.

Durch die Atmung wird die Abgabe von Kohlendioxid (CO_2) geregelt. Der Druck des Gases Kohlendioxid im Blut regelt unter anderem, wieviel Säure vorhanden ist. Die Gleichung $CO_2 + H_2O \rightleftharpoons H_2CO_3 \rightleftharpoons H^+ + HCO_{3-}$ kann mehr nach links oder mehr nach rechts verschoben werden.

Säuren verflüchtigen sich mit der Atmung.

Alle genannten Teilchen sind in kohlensäurehaltigem Mineralwasser vorhanden. Öffnen Sie eine frische Flasche, perlen plötzlich kleine Gasblasen nach oben. Noch eindrucksvoller ist das bei einer Flasche Champagner: Hier steht der Inhalt unter beträchtlichem Druck, so daß der Korken sogar noch eigens verdrahtet ist. Die Gleichung ist im geschlossenen Schampus in Richtung rechts verschoben. Kommt nun die Druckentlastung, verschiebt sie sich urplötzlich nach links: Nun liegen die Verhältnisse auf Seite des CO_2 (Gasblasen) und H_2O (Wasser). Viel H^+ bedeutet viel Säure. Zerfall in CO_2 und H_2O bedeutet Entlastung von Säure.

Über die Atmung wird also der Säure-Basen-Haushalt maßgeblich reguliert. Die Lunge setzt diese Aufgabe in die Tat um, den Befehl dazu erhält sie allerdings vom Gehirn, das sämtliche Interessen des Körpers koordinieren muß.

Eine vertiefte Atmung führt zum verstärkten Abrauchen von Kohlendioxid, aber natürlich auch zu einer verbesserten Sauerstoffversorgung. Gut mit Sauerstoff gesättigtes Blut hat wiederum eine größere Kapazität im Gewebe,

Sauerstoff abzuatmen und damit H^+-Ionen aufzunehmen, also das Gewebe zu entsäuern.

Das Ausscheiden über die Nieren

Die Niere ist neben der Lunge das wichtigste Ausscheidungsorgan und verantwortlich für die schwerer flüchtigen Säuren. Dabei kann sie nur in geringem Maß H^+ direkt ausscheiden; überwiegend werden die Wasserstoffionen an Aminosäuren oder Phosphate gebunden. Die Schwierigkeit besteht beim Menschen darin, daß er die beim Eiweißabbau anfallenden Säuren nicht wie die Vögel als leicht lösliches Allantoin ausscheiden kann, sondern als Harnsäure loswerden muß. Sie hat ein ungünstigeres Löslichkeitsprodukt, d.h. in einer bestimmten Menge Flüssigkeit (Harn) kann nur eine begrenzte Menge Harnsäure gelöst werden.

Die Nieren bewältigen den größten Teil der Säureausscheidung.

Die Ausscheidung über die Haut

Säuren können den Organismus auch über die Haut verlassen. Die Haut als Ausscheidungsorgan ist so wichtig, daß sie auch als »zweite Niere« bezeichnet wurde. In Teilen ist die Säureausscheidung als Schutzmechanismus wichtig, denn sie sorgt für den sogenannten Säureschutzmantel, der Bakterien vom Eindringen und Überwuchern abhält. Ist die Ausscheidung jedoch zu sauer, wird die Haut angegriffen und dadurch gerade anfällig für Infektionen wie beispielsweise Hautpilz oder eitrige Entzündungen der Haarbälge (Follikulitis). Ganz extremes Ausmaß nimmt dieser Säureschaden bei Menschen an, die völlig übersäuert sind und Ekzeme an allen Stellen bekommen, an denen die ausgeschiedene Säure lange einwirken kann: unter den Achseln, unter Hautfalten oder im Schritt, bei Frauen auch unter der Brust. Hier sollte der ganz wichtige Regulationsmechanismus Schwitzen nicht unterbunden,

Eine Säure, die über die Haut abgeleitet wird, ist z.B. die Ameisensäure. Sie kennen diese Säure und ihre Wirkung von Brennesseln.

sondern unbedingt eine Entsäuerung betrieben werden! Das Ausscheidungsorgan Haut muß hier in seiner Funktion gerade unterstützt werden.

Die wichtige Rolle des Bindegewebes

Bindegewebe ist in allen Geweben und Zellverbänden vorhanden.

Bindegewebe ist das Gewebe zwischen Blutgefäßen, Zellen und Nervenendigungen. Sämtliches Gewebe, das zwischen den einzelnen Funktionszellen der Gewebe liegt und den Zusammenhalt zwischen den einzelnen Strukturen gewährt, ist das Bindegewebe. Im mikroskopisch kleinen Bereich zählt zu ihm also die sogenannte »Grundsubstanz«, im äußerlich sichtbaren Bereich gehören die Sehnen, die Bindegewebsfasern wie Kollagen und Elastin dazu. Zwischen Organzellen, Blutgefäßen und Nervenendigungen befindet sich also kein luftleerer Raum, sondern eben diese Grundsubstanz. Alle Nährstoffe für die Zellen und alle Rest- und Abfallstoffe passieren diese Grundsubstanz, bevor sie in Kapillaren, also die kleinsten Blutgefäße, aufgenommen werden. Fallen sehr viele Abfallstoffe gleichzeitig an, bilden sie gewissermaßen in der Grundsubstanz bzw. im Bindegewebe eine Warteschlange. Ist der akute Ansturm vorüber, werden dann die noch wartenden Abfallstoffe mitgenommen. Das setzt natürlich voraus, daß irgendwann einmal der Ansturm auch tatsächlich nachläßt, sonst werden die Abfallstoffe schließlich dauerhaft im Bindegewebe deponiert und beeinträchtigen die Funktion der übrigen Gewebe, weil sich nun auch die ankommenden Nährstoffe erst einen Weg durch diese Ansammlungen bahnen müssen.

Das Bindegewebe nimmt störende Säuren auf, die noch nicht ausgeleitet wurden.

Wie auf Seite 30 schon erwähnt, werden bei jeder Mahlzeit in den Magen Salzsäure bzw. H^+-Ionen abgegeben, ins Blut wird eine gleiche Menge an Bicarbonat-Ionen abgegeben. Bevor sie von den basenliebenden Verdauungsdrüsen ganz aufgenommen werden, können sie das Gewebe durchfluten und hierbei auch Säuren neutralisieren, die sich noch in der Grundsubstanz befinden. Das Bindegewebe ist also eine wichtige Vorstufe vor der Ausscheidung der Säuren durch Lunge und Niere. Deshalb verdient es auch die Bezeichnung »Vorniere«.

Das Bindegewebe wirkt als »Vorniere«.

Wann macht ein gestörter Säure-Basen-Haushalt krank?

Der angemessene pH-Wert in Blut und Zellen ist so wichtig, daß der Körper über die verschiedensten Regulationsmechanismen verfügt. So erreicht er, daß der pH-Wert beispielsweise im Blut im engen Rahmen konstant liegt. Reicht das aber aus?

Kaum ein Leser wird sich finden lassen, bei dem der But-pH-Wert krankhaft verändert wäre. Dennoch wage ich die Behauptung, daß 80 % aller Leser dieses Buches einen gestörten Säure-Basen-Haushalt haben. Worin liegt also der Unterschied?

Die Pufferkapazitäten im Gewebe entscheiden über Wohl und Wehe

Der springende Punkt sind die Reserven, die zur Pufferung von Säuren zur Verfügung stehen. Der pH-Wert im Blut kann völlig in Ordnung sein, aber im Gewebe wird die Pufferkapazität bis an ihre Grenzen beansprucht. Eine erneute Säurebelastung überfordert nun im Gewebe, nicht im Blut, die Pufferkapazitäten, der Säuregehalt des Gewebes steigt kurzfristig über die Toleranzgrenze, einzelne Zellen beginnen darunter zu leiden und bringen nicht mehr ihre volle Leistung. Das Resultat: zum Beispiel

Ein einfacher Schnupfen kann durch einen Säureüberschuß entstehen.

Ein Schnupfen sitzt auf der Terrasse, auf daß er sich ein Opfer fasse.
(Eugen Roth)

eine Infektion. Ein banaler Schnupfen hat Sie, als einzige(r) Ihrer Familie oder Kollegen, erwischt. »Ich bin halt wahnsinnig infektanfällig, aber der Arzt findet nichts« ist eine gängige Erklärung.

Der Arzt fände etwas, könnte er den Säuregrad im Gewebe exakt bestimmen. Diese Möglichkeit existiert leider nicht, und deswegen kommen vor allem jene Ärzte einer derartigen Säurenentgleisung nicht auf die Spur, die alles mit einem einzigen Laborwert dingfest machen wollen. Die diagnostischen Möglichkeiten finden Sie im Kapitel »Wie steht es mit Ihrem Säure-Basen-Haushalt?« ab S. 115.

Alkalireserve und Pufferkapazität

Es macht einen großen Unterschied, ob bei einem normalen pH-Wert die Pufferkapazität bis an den Rand ausgelastet ist oder ob noch eine sogenannte Alkalireserve besteht: Im Fall eines erneuten Säureansturms bricht der pH-Wert bei ausgelasteter Pufferkapazität ein, bei ausreichender Alkalireserve wird er unverändert bleiben, weil auch die erneute Säure gepuffert wird.

Die Güte der Pufferkapazität bestimmt also über die eigentliche Bedeutung des Säure-Basen-Haushaltes. So wichtig der sogenannte Säure-Basen-Status im Blut für die Notfall- und Intensivmedizin ist, so selten wird man bei Befindlichkeitsstörungen oder chronischen Erkrankungen hier eine Veränderung finden. (Die Entgleisungen des Blut-pH-Spiegels werden im nächsten Kapitel noch geschildert.) Beim chronischen Kranken oder für denjenigen, der vorbeugend etwas für Gesundheit und langes Leben ohne Beschwerden tun will, ist es jedoch viel wichtiger, für eine substantielle Alkali-(Basen-)Reserve im Gewe-

Legen Sie Basenreserven im Gewebe an!

be zu sorgen. Damit verhindert er die bereits genannten Folgen des gestörten Säure-Basen-Haushaltes wie Krankheiten durch Säureablagerungen in den Geweben, Raubbau an den neutralisierenden Mineralstoffen im Gewebe und Störungen des Immunsystems.

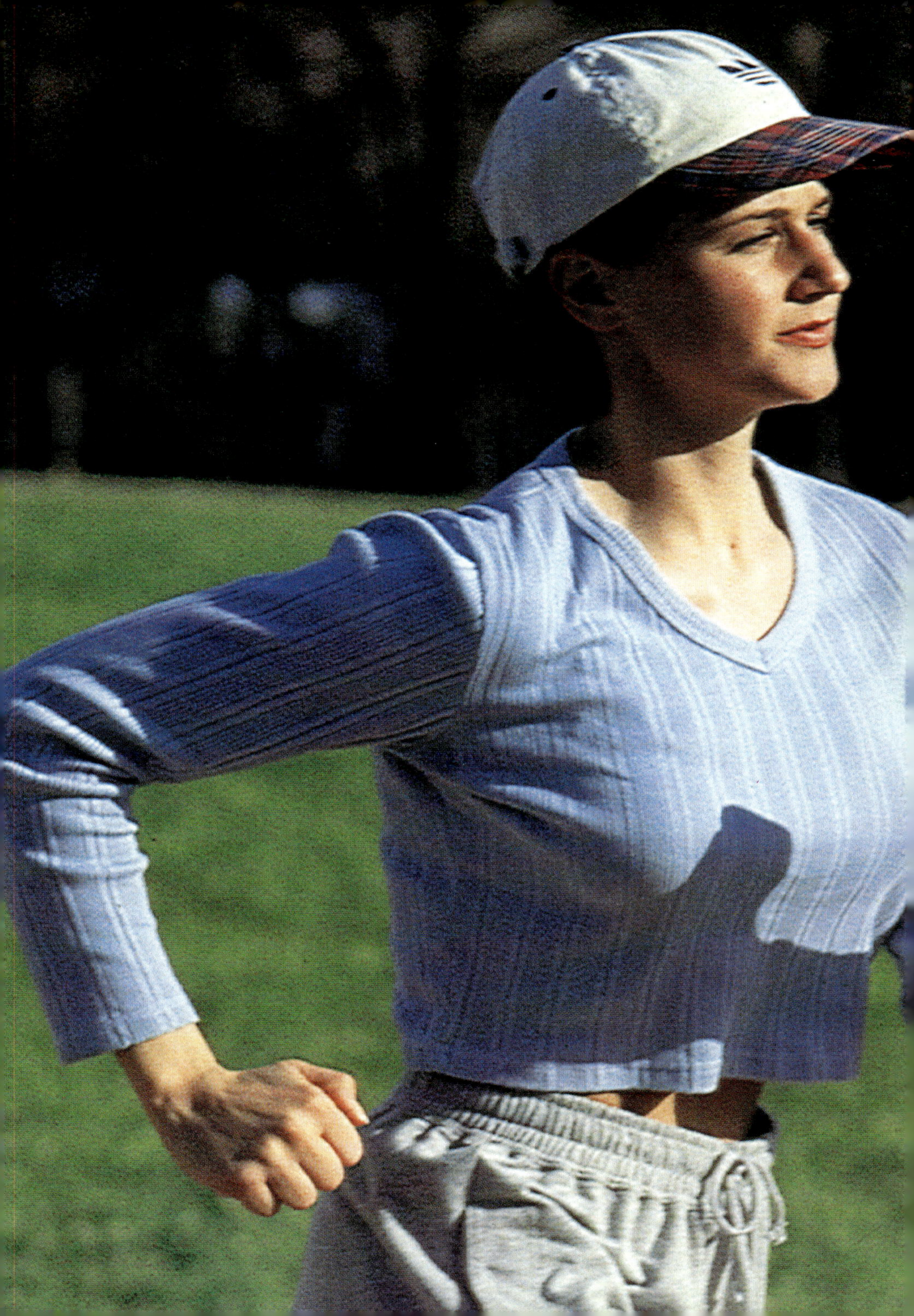

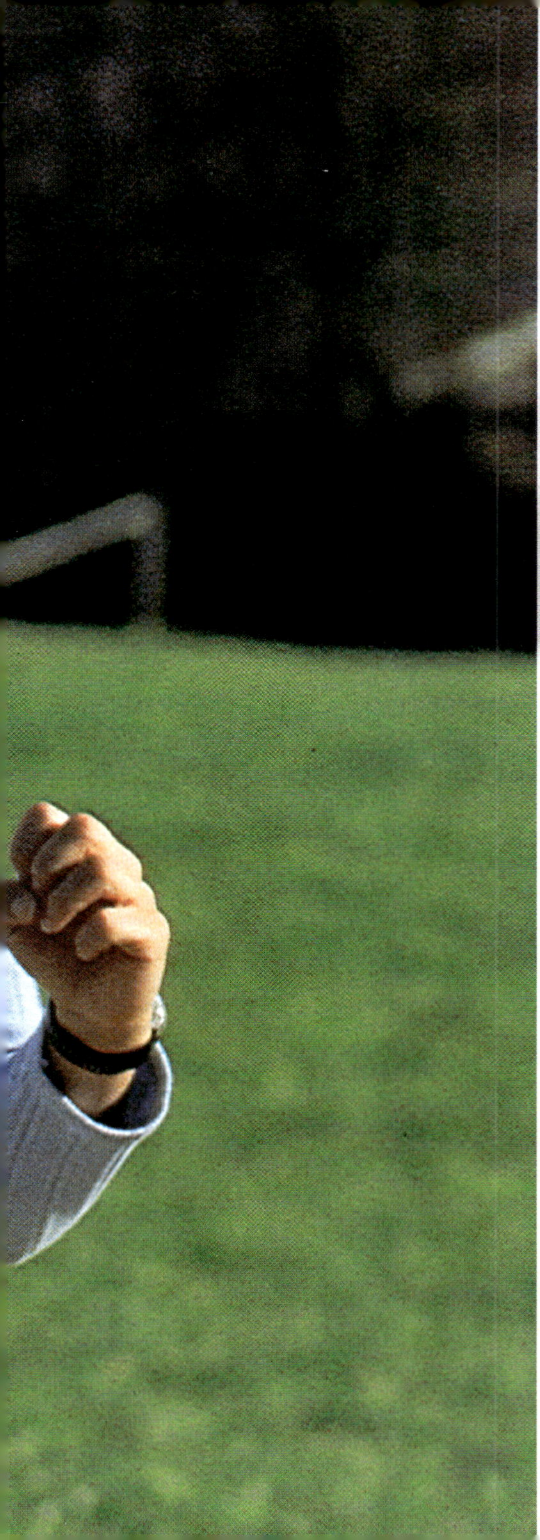

Wenn die Säure-Basen-Balance gestört ist

Keine Selbstregulation ist so gut, daß sie nicht auch entgleisen könnte! Die einfach zu diagnostizierende Übersäuerung des Blutes ist dabei die schwerste Form der gestörten Balance. Die schleichende Übersäuerung des Gewebes macht sich dagegen nur dem Kundigen bemerkbar. Sie unterhält zahlreiche »Zivilisationsleiden«, bei denen kaum jemand an Übersäuerung denkt.

Zu tiefe oder zu flache Atmung

Eine Übersäuerung des Blutes führt zu ernsten Störungen.

Was passiert, wenn die Regulationsmaßnahmen nicht greifen oder versagen? In diesem Fall tritt eine Übersäuerung (Azidose, acidus = sauer) oder eine Alkalose, ein Zustand mit zu hohem pH-Wert auf. Beides kann bis zum Tod führen. Die Azidose ist wesentlich häufiger, da ja ständig Säuren im Körper gebildet werden. Die Alkalose ist meist Folge eines übermäßigen Säureverlustes, entweder über die Atmung oder durch Erbrechen (Verlust der starken Magensalzsäure). Da ein ganz wesentlicher Mechanismus in der Säure-Basen-Regulation die Atmung ist, kann bei Störungen der Atmung schnell eine Entgleisung auftreten. Sie wird als respiratorische Störung bezeichnet.

Einmal kann die Atmung oder der Gasaustausch vermindert sein, dann wird weniger CO_2 abgeatmet und es sammeln sich Säuren im Körper an. Eine respiratorische Azidose ist eingetreten. Sie wird bei allen schweren Lungenkrankheiten beobachtet.

Alkalosen sind selten.

Eine übertriebene Atmung dagegen entfernt große Mengen an CO_2 aus dem Körper, so daß gewissermaßen Säure verlorengeht, eine respiratorische Alkalose ist die Folge. Sie führt sehr schnell zu Störungen im Mineralhaushalt.

Hyperventilation führt zu Störungen im Mineralhaushalt

Die Konzentration der Mineralstoffe ist zentral für die Funktion der Nerven und der Muskeln, die sich bei einer Alkalose mit Störungen melden. Bei schneller, vertiefter Atmung ohne gleichzeitige besondere körperliche Anstrengung wie z.B. ein schneller Lauf tritt sehr schnell ein Kribbeln in Händen und Füßen auf und dann ein Muskelkrampf, zunächst erkennbar an einer sogenannten Pfötchenstellung der Hände. Dieses Bild wird als Hyperventilation bezeichnet (übermäßig tiefe Atmung), der auftretende Krampf als Hyperventilationstetanie. Er ist ebenso schnell zu beheben, wie er gekommen ist, indem der Betroffene seine eigene Ausatemluft, die ja CO_2 enthält, wieder zurückatmet und damit den Säuregehalt im Blut wieder ansteigen läßt. Meist beruht die Hyperventilation auf seelischer Erregung (Angst) oder auf Schmerzen.

Krämpfe aufgrund einer vertieften Atmung sind in der Regel harmlos.

Störungen im Stoffwechsel

Da die Lunge nicht das einzige Glied in der Kette der Säure-Regulationsmechanismen ist, sind auch auf anderen Gebieten im Stoffwechsel Störungen möglich. Sie werden unter dem Begriff »metabolische Störungen« zusammengefaßt. Hierunter fallen Störungen der Niere, die ja ein wichtiges Regulationsorgan ist, Störungen im Stoffwechsel durch eine gesteigerte Säureproduktion (z.B. bei der Zuckerkrankheit oder bei übermäßiger körperlicher Belastung) oder der Verlust von Säuren beim Erbrechen.

Eine schlecht eingestellte Zuckerkrankheit führt zur Azidose.

Lunge und Stoffwechsel helfen sich gegenseitig

Die Tatsache, daß der Säure-Basen-Bestand sowohl über die Atmung als auch über den Stoffwechsel beeinflußt wird, macht sich der Körper beim Beheben von Störungen zunutze. Werden im Stoffwechsel vermehrt Säuren gebildet (metabolische Azidose), kann die Atmung entsprechend gesteigert werden (respiratorische Kompensation). Eine vertiefte Atmung ist z.B. ganz typisch für die Stoffwechselentgleisung bei der Zuckerkrankheit. Eine respiratorische Kompensation ist auch bei Fieber zu beobachten: Der fiebernde Patient atmet schnell, denn durch die Temperaturerhöhung im Körper ist der Stoffwechsel gesteigert, es fallen sehr viele Säuren an, die »abgeatmet« wer-

Die Niere springt für die Lunge ein und umgekehrt.

den. Ist die Abatmung des Kohlendioxids durch eine Lungenkrankheit beeinträchtigt (respiratorische Azidose), kann dies durch eine entsprechende Gegenregulation im Organismus wieder wettgemacht werden (metabolische Kompensation), beispielsweise, indem die Niere vermehrt Säuren ausscheidet.

Die Tücken eines Tennismatches

Respiratorische Änderungen treten im allgemeinen schneller ein als metabolische Änderungen. Pro Minute werden bei durchschnittlichem Umsatz etwa 250 ml Kohlendioxid abgegeben – eine beträchtliche Menge. Dennoch ist eine Kompensation immer ein Notbehelf, der nur vorübergehend »normale« Verhältnisse schaffen kann. Ein Beispiel sind Beobachtungen aus der Sportmedizin, in der das Laktat (die Milchsäure) als zentraler Parameter der Leistungsfähigkeit entdeckt wurde:

Bei langer körperlicher Belastung gewinnen die Muskeln Energie ohne Sauerstoff – eine Übersäuerung und Muskelkater sind die Folge.

Wenn Zellen arbeiten, brauchen sie Energie, die sie u.a. aus Zucker und Sauerstoff gewinnen. Mit Hilfe des Sauerstoffes wird der Zucker verbrannt, es entstehen verschiedene Säuren und schließlich – als Nebenprodukte der Energiegewinnung – Wasser, Kohlendioxid und Wärme. Im Falle einer Beanspruchung der Muskelzellen, beispielsweise bei einem Tennismatch, ist hier der Energiebedarf hoch. Es werden Zucker und Sauerstoff herantransportiert, Kohlendioxid wird abgegeben. Die Atmung vertieft sich, weil einerseits mehr und mehr Sauerstoff benötigt wird, andererseits Kohlendioxid entfernt werden muß. Irgendwann ist aber die Atemkapazität des Sportlers ausgeschöpft, mehr pro Minute kann er nicht mehr atmen. Sein Ehrgeiz läßt ihn jedoch weiter Bälle retournieren. Nun schaltet die Muskelzelle auf Energiegewinnung ohne Sauerstoff um, genannt anaerobe Energiegewinnung (anaerob = »ohne Luft«). Hierbei wird der Zucker nicht mehr vollständig verbrannt, sondern nur noch bis zum Schritt Milchsäure. Sie häuft sich im Gewebe an. Kann sie weggepuffert werden, dann merkt der Sportler zunächst nichts weiter. Werden die Pufferkapazitäten dann bei anhaltender anaerober Belastung jedoch weiter überschritten, macht sich die Säure als Übersäuerung des Gewebes erst in Ermüdung, dann in Schmerzen bemerkbar.

Säure führt zur Ermüdung.

Die Änderungen des Säurespiegels wirken sich dann auf die Mineralstoffe aus. Um die Säure weiter zu puffern, werden die Mineralstoffspiegel verändert, das empfindliche Gleichgewicht der Mineralstoffe, das für die Muskel- und Nervenfunktion wichtig ist, gerät durcheinander, und der Sportler erleidet einen Muskelkrampf.

Wichtig ist also die Pufferkapazität des Sportlers. Jedes Training führt zu verbesserten Reserven, so auch das regelmäßige sportliche Training zu verbesserter Pufferkapazität. Die Menge an Laktat, die nach einer ganz bestimmten Anstrengung gemessen wird, ist also ein Maß für den Trainingszustand. Ein ganz modernes Trainingskonzept dosiert die Belastungen so, daß sie sich am Laktatspiegel orientieren, denn eine zu starke Säurebelastung führt nicht zum Trainingsreiz, sondern zum Ausbeuten der Reserven.

Mit dem Laktatspiegel wird die Leistungsfähigkeit des Sportlers ermittelt.

Auch wenn Sie keine Leistungssportlerin und kein Marathonläufer sind, gelten diese Zusammenhänge auch für Sie. Es ist im Körper einerlei, ob die erhöhte Säurebelastung auf einer Muskelanstrengung oder auf einem vermehrten Säureeintrag von außen beruht, ob Sie also ein 150-kg-Gewicht stemmen oder 8 Tassen Kaffee täglich trinken, eine Besserung der Pufferkapazität kann über Wohl und Wehe entscheiden. Die beiden zentralen Punkte eines Säure-Basen-Ausgleichs sind also Verminderung der Säurebelastung und Besserung der Pufferkapazität. Die Ursachen einer im Blut sichtbaren Übersäuerung und Alkalose sind in Tabelle 1 kurz zusammengefaßt. In diesem Buch soll es jedoch hauptsächlich um die Übersäuerung im Gewebe gehen, die nicht unter den schulmedizinischen Begriff der Azidose fällt.

Blut-Azidosen und -Alkalosen muß der Arzt behandeln.

Tab. 1 Häufigste Ursachen der verschiedenen Azidosen und Alkalosen im Blut

Azidosen/Alkalosen	Häufigste Ursachen
Respiratorische Azidose	Lungenkrankheiten wie Asthma, Lungenentzündung, Lungenüberwässerung (Ödem), Störungen der Atemmechanik, z.B. nach Rippenbrüchen, Medikamente u.a.
Respiratorische Alkalose	Beschleunigte, vertiefte Atmung bei seelischer Erregung (Angst, Spannung), Hormonwirkungen (Medikamente, Schwangerschaft), Fieber
Metabolische Azidose	Störung der Nierenfunktion, Stoffwechselstörungen, z.B. Entgleisung der Zuckerkrankheit, körperliche Erschöpfung nach übermäßiger Anstrengung (Milchsäureazidose), Medikamentenvergiftungen
Metabolische Alkalose	Verlust an Magensäure (akutes oder chronisches Erbrechen), Störungen im Haushalt bestimmter Hormone, Medikamentenwirkung

Die Schäden durch Säuren im Gewebe

Im Groben haben Sie bereits erfahren, warum die Säure so gefährlich ist: Sie beeinträchtigt die chemischen Funktionen, die Sekunde für Sekunde in den Zellen reibungslos ablaufen müssen. Ein Beispiel wurde auch schon genannt: Die Sauerstoffabgabe von den roten Blutkörperchen ins Gewebe ist selbst säuregesteuert.

Warum wir bei Belastungen »sauer« reagieren

Ein hoher Säuregehalt hat aber noch weitere Auswirkungen. Zum Teil sind sie sogar erwünscht. Im Körper stehen die Weichen in Richtung saure Seite, wenn Streß im weitesten Sinne vorherrscht. Streß soll dabei lediglich Belastung heißen und zunächst nicht negativ bewertet sein. Streß befindet sich an einem Pol des Lebens, am anderen steht die Ruhe, der Aufbau; beide Pole sind lebensnotwendig. In Richtung Streß muß der Organismus beispielsweise dann verschoben werden, wenn es um Nahrungsaufnahme geht, die bei unseren Vorfahren nicht ohne ein gerüttelt Maß an (Beschaffungs-)Aktivität möglich war, oder wenn es darum geht, die eigene Haut vor einem Angreifer zu retten. In solchen Fällen der Aktivität muß einerseits viel Sauerstoff zur Verfügung stehen (vertiefte Atmung, verbesserte Abgabe ins Gewebe), weiterhin muß die Muskelaktivität gesteigert sein, damit auch deutlich sichtbare Leistung herauskommt, der Herzschlag muß beschleunigt werden, Herzkraft und Blutdruck müssen steigen, die Blutgerinnung muß verbessert sein, damit im Falle einer Verletzung kein allzu großer Blutverlust eintritt. Für alle diese Veränderungen sorgt übrigens der Nervus sympathicus oder kurz Sympathikus, einer der beiden großen Gegenspieler im willensunabhängigen Nervensystem.

Die Natur sieht bei Streß saurere pH-Werte vor.

Der Sympathikus ist der »Aktivitäts-Nerv«.

Direkt oder indirekt ist an allen diesen Veränderungen der erhöhte Säurespiegel beteiligt. Daraus lassen sich auch die Schäden durch eine chronische Übersäuerung ableiten.

Die Folgen der chronischen Übersäuerung

Chronischer Streß ist meist gefährlicher als akuter.

Sie führt zur schnelleren Erschöpfung aller Organsysteme, weil sie sozusagen permanent im Streß stehen. Die Blutgerinnung ist gesteigert, bzw. die roten Blutplättchen werden starr und kleben leichter zusammen, so daß die Gewebsdurchblutung verschlechtert wird. Weil dadurch weniger Sauerstoff antransportiert wird, behelfen sich die Zellen mit dem anaeroben Weg der Energiegewinnung (S. 42 f.), bei dem aber noch mehr Säuren anfallen, gleichzeitig ist der Abtransport der Kohlensäure durch die verschlechterte Durchblutung gefährdet. Die Zellen sind nun bereits auf dem Weg, den Säuretod zu sterben. Im Prinzip sind arterielle Durchblutungsstörungen, Herz- und Hirninfarkt (Schlaganfall) allesamt derartige Säurekrankheiten. Lokal wird hier in allen Fällen eine stärkste Übersäuerung beobachtet. Läßt sich als erste und ursächlich wirkende Maßnahme nicht die völlig uneingeschränkte Durchblutung wiederherstellen, kann eine Basentherapie zu äußerst erstaunlichen Erfolgen führen.

Muskelverhärtungen zeigen eine Übersäuerung an.

Die gesteigerte Muskelspannung kann bis hin zur Verspannung mit Myogelosen, deutlich tastbaren und schmerzhaften Muskelverhärtungen führen. Die Verhärtung wird dadurch weiter verschlechtert, daß die Eiweiße unter einem erhöhten Säurespiegel eine andere Struktur bekommen, sie verändern sich vom flüssigen Sol zum starren Gel (daher der Begriff Myo *gel* ose). Der verhärtete Muskel kann noch schlechter durchblutet werden als vorher – auch hier stellt sich dann schnell eine Teufelsspirale ein. Viele chronische Leiden der Hals- und Lendenwirbelsäule, etliche Krankheiten aus dem rheumatischen Formenkreis und auch die Begleiterscheinungen bei Arthrosen sind Folgen dieses Teufelskreises.

Wo der Körper die lästigen Säuren lagert

Natürlich tut der Körper sein bestes, es nicht zu derartigen Störungen kommen zu lassen. Wird er seine Säuren weder über Nieren und Lunge, noch über die Haut oder auch einmal akut über Durchfall oder Erbrechen los, dann versucht er, die schwer löslichen Säuren gewissermaßen im Hinterkämmerchen abzulagern, in Räumlichkeiten, die nicht am großen Publikumsverkehr teilhaben. Gewebe, die vom Stoffwechsel am ehesten links liegen gelassen werden und nur einen geringen Umsatz haben, sind das Bindegewebe, Knorpel und Sehnen. Gut geeignet erscheinen dem Körper beispielsweise die Bandscheiben, die einen sehr langsamen Stoffwechsel haben. Die Kalkulation lautet: »Was ich hier ablade, wird mich so bald nicht stören«. Sie spüren es allerdings über kurz oder lang an hartnäckigen Bandscheibenbeschwerden!

Wo stören Säuren am wenigsten?

Auch das Unterhautgewebe ist ein beliebtes Depot, besonders bei Frauen. Sie verfügen, bedingt durch die weiblichen Hormone, meist über ein mehr oder weniger gut ausgestattetes Fettpolster an typischen Stellen wie Oberschenkeln und Gesäß. Offenbar wußte die Natur über die Erfolglosigkeit vieler Diäten bescheid und erkannte, daß sich in diesem Fettgewebe ebenfalls über längere Zeit nichts Wesentliches tut. So werden auch hier Säuren deponiert, die eine Gelbildung bewirken. Zusammen mit Übergewicht und Hormonschwankungen entsteht auf diese Art die Cellulitis, die oft schon Teenager zur (dann meist allerdings noch übertriebenen!) Verzweiflung treibt.

Auch die Schönheit steht auf dem Spiel!

Osteoporose durch zuviel Säure

Achten Sie auf Ihr größtes Basendepot: die Knochen!

Der Organismus richtet es sich immerhin so ein, daß der Schaden möglichst begrenzt bleibt. Bevor Säuren über einen längeren Zeitraum deponiert werden, versucht er, sie zu neutralisieren. Dazu bedient er sich der Basen. Im Knochen, aber auch in den Geweben, findet er Salze vor, die er dazu nutzt, die Basenreste auszutauschen und damit eine bessere Ausscheidung der Säuren zu bewirken. Der Knochen wird, wenn dieser Prozeß über Jahre anhält, brüchig. Man nennt die dabei entstehende Knochenveränderung Osteoporose. Bei allen Krankheiten, die mit einer im Blut meßbaren Azidose einhergehen, besteht die Tendenz zur Osteoporose, so beispielsweise bei der Zuckerkrankheit. Tückischer sind aber die chronischen Übersäuerungen, die nicht im Blut meßbar sind, aber dennoch zum stetigen Abbau der Knochensubstanz führen.

Blutgefäße verlieren durch Säure ihre Elastizität.

Die Entmineralisation findet aber auch in den Zellen statt. Da die Mineralstoffe für die reibungslose Muskelfunktion zur Verfügung stehen müssen, wirkt sich eine Entnahme an den Blutgefäßen so aus, daß die Adern starrer und sogar brüchig werden. Als Kitt verwendet der Körper dann Cholesterin, der wie das Glycerin die Kühlschrankdichtung die Blutgefäße geschmeidig halten soll. Da aber gleichzeitig der Blutdruck steigt, weil die Gefäßwände starrer sind, werden übermäßig viel Cholesterin und andere Fett-Eiweißverbindungen (Lipoproteine) in die Gefäßwand gepreßt und führen dort sogar zu Entzündungen. Die Gesamtheit dieser Abläufe führt dann dazu, daß sich das Gefäßinnere allmählich immer mehr verengt, und die sogenannte Arteriosklerose tritt ein. Der Laienbegriff »Arterienverkalkung« ist hierfür nicht ganz korrekt, denn die weißen Placken, die sich ablagern, enthalten keinen Kalk, sondern die fettigen Verbindungen.

Alle Säureerkrankungen, übrigens in großen Teilen identisch mit dem Begriff »Zivilisationskrankheiten«, beruhen im großen und ganzen auf den bisher geschilderten Mechanismen. Im nächsten Kapitel sollen Sie interessante Einzelheiten zu verschiedenen Krankheitsbildern und Symptomen erfahren. Teilweise ist ihr Zusammenhang mit dem gestörten Säure-Basen-Haushalt selbst Fachleuten unbekannt. Die »klassischen« Azidosen und Alkalosen sollen dabei allerdings unbeachtet bleiben.

Säurekrankheiten sind Zivilisationskrankheiten.

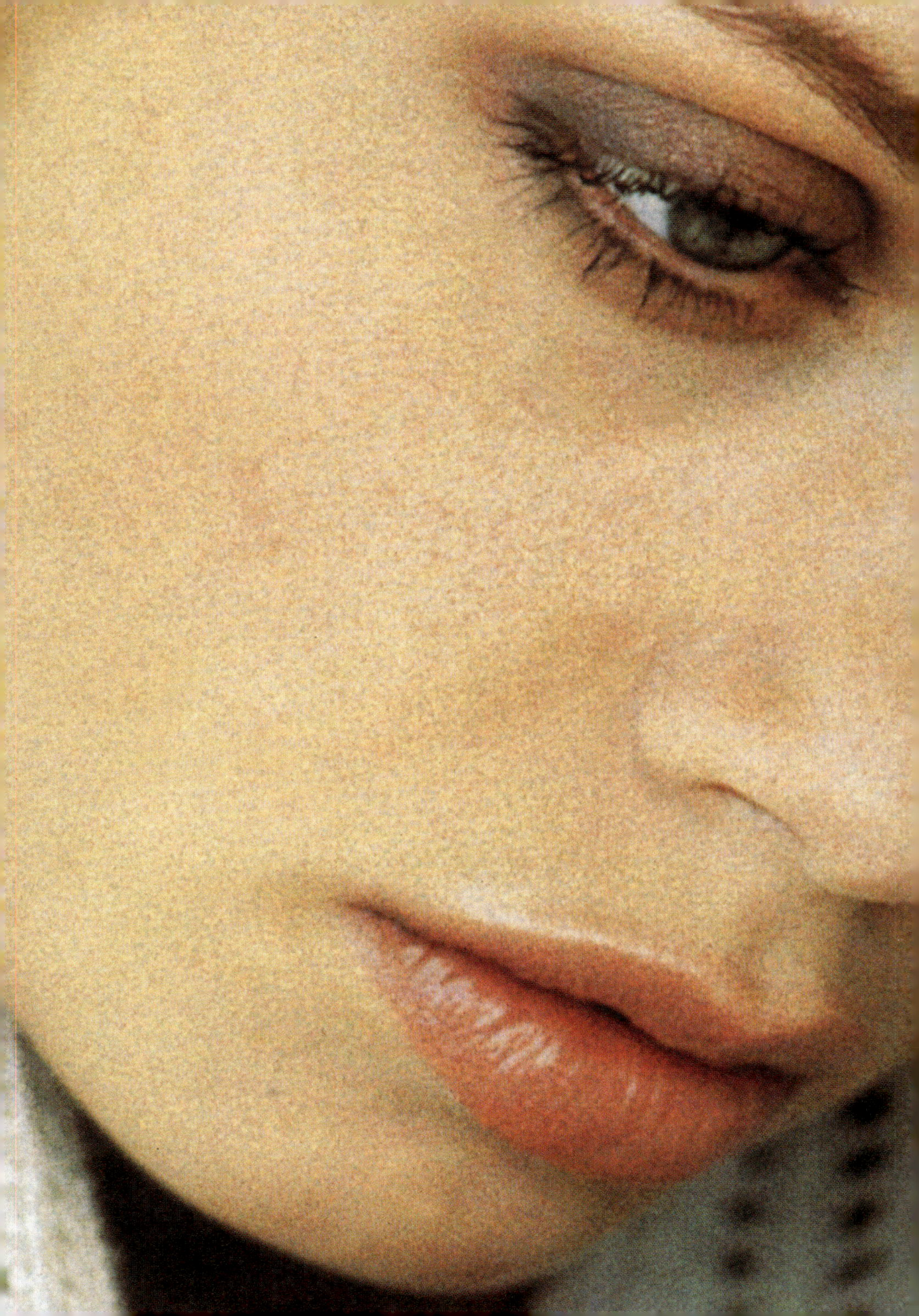

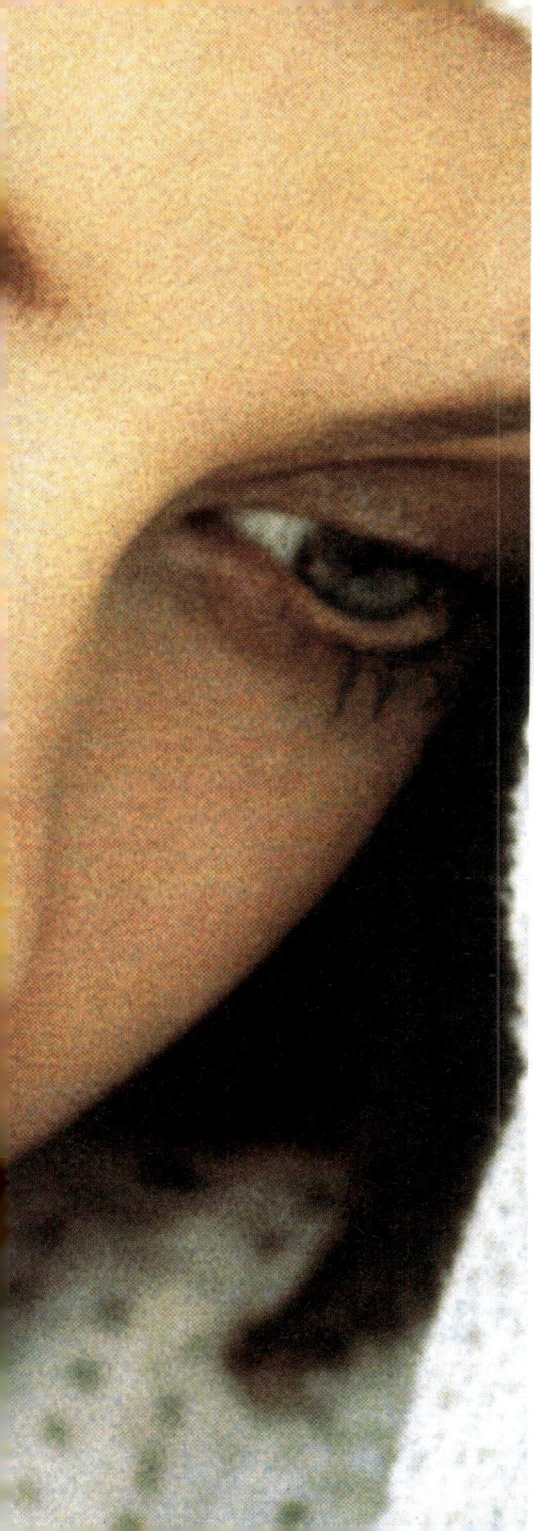

Die Säureleiden von A - Z

Ob Sie nun einfach unlustig sind, ob Sie mit Ihrem Aussehen unzufrieden sind, an häufigen Infekten oder Kopfschmerzen leiden oder an schwereren Krankheiten wie einer Arthrose, Rheuma oder Durchblutungsstörungen der Beine: Die meisten chronischen Krankheiten gehen auf eine gestörte Säure-Basen-Balance zurück. Hier erfahren Sie die genauen Zusammenhänge.

Abwehrschwäche

Sechs Infekte im Jahr sind normal.

Für eine Abwehrschwäche spricht, wenn Sie mehr als die üblichen 6 Atemwegsinfekte im Jahr erleiden; bei kleineren Kindern werden bis 10 sogenannte »banale« Infekte im Jahr als normal erachtet. Auch hartnäckige Pilzinfektionen der Haut und vor allem schwer verlaufende entzündliche Krankheiten können nur bei Abwehrschwäche angehen.

Wenn nicht das Immunsystem als Folge einer anderen Grundkrankheit beeinträchtigt ist, dann kann eine ständige Überlastung des Organismus und vor allem eine Übersäuerung des Gewebes die Funktion der Abwehrzellen so weit beeinträchtigen, daß sie gewissermaßen gelähmt werden. Ein gewisser Säurespiegel im Gewebe lockt durch die verstärkte Durchblutung mit dem Blut auch Abwehrzellen an, aber wird deren pH-Optimum unterschritten, dann versagt früher oder später ihre Funktion. Schon geringe Stressoren wie eine lokale Unterkühlung oder eine schlaflose Nacht können dazu führen, daß ein Infekt angehen kann, wenn die Alkalireserve des Gewebes am Rande ihrer Existenz arbeitet. Sie kann dann die aufgrund des Stressors auftretenden Säuren nicht mehr puffern, so daß lokal die Abwehrzellen beeinträchtigt werden.

Frieren Sie leicht?

Über Infektanfälligkeit klagen sehr häufig Menschen, die leicht zum Frieren oder Frösteln neigen (s. auch Stichwort »kalte Hände und Füße«). Naturheilkundlich orientierte Ärzte fassen die Engstellung der Blutgefäße in den Extremitäten als Schutz der Peripherie vor zuviel Säure auf. Die gemeinsame Ursache sowohl der kalten Füße als auch der Infektanfälligkeit wäre also der gestörte Säure-Basen-Haushalt, und weder Infektanfälligkeit noch Frieren wären in den Griff zu bekommen, so lange die Säuren noch übermäßig im Körper deponiert sind.

Allerdings muß sorgfältig getrennt werden, wo die Säure auftritt: Im Magen und auf der Haut ist ein bestimmter saurer pH-Wert Voraussetzung für eine funktionierende Infektabwehr! Übertriebenes Waschen mit basischen Seifen zerstört den Säureschutzmantel der Haut, so daß sich Pilzinfektionen einnisten können. Wurde bei Patienten mit Magengeschwür der pH-Wert des Magens aus den sehr sauren Werten angehoben, um ein Geschwür zur Abheilung zu bringen, war nicht selten zu beobachten, daß sich plötzlich krankmachende Keime ausbreiteten. Ist die Säure zur richtigen Zeit am richtigen Ort, ist sie also selbst ein wichtiger Teil der Infektabwehr.

Säure ist – zur rechten Zeit am rechten Ort – wichtig!

Akne vulgaris

Inzwischen ist die Akne vulgaris keine Erkrankung der Pubertät mehr, sondern wird immer häufiger auch noch bei Dreißig- und Vierzigjährigen gesehen, selbst wenn sie schon Kinder haben. Am Entstehen der Akne sind drei Faktoren beteiligt:

Auch die Veranlagung spielt eine Rolle.

- Eine Hormonstörung, bei der die sogenannten androgenen, also die männlichen Hormone übermäßig zum Zuge kommen. Sie regen die Talgdrüsen zur verstärkten Arbeit an.
- Eine Verstärkung der Hornschicht, man spricht von einer Hyperkeratose. Diese überschießende Verhornung verhindert, daß der Talg normal abfließen kann, die Poren verstopfen, Keime finden einen idealen Nährboden. Diese Hyperkeratose wird bei Übersäuerung häufig beobachtet, eventuell soll sie einen Schutz vor einer zu hohen Säurewirkung erzielen.
- Eine Besiedelung mit Keimen bzw. eine Entzündung durch den Talg, der ins umgebende Gewebe gepreßt

wird und als Fremdkörper eine Entzündungsreaktion bewirkt. Ist das Gewebe bereits übersäuert und damit empfindlich, ist die Funktion der Abwehrzellen beeinträchtigt, und die Entzündung verläuft heftiger.

Bei erhöhter Basenzufuhr bessert sich das Hautbild.

Obwohl viele Aknepatienten beobachten, daß Naschanfälle und »Diätfehler« zur Verschlimmerung führen, konnte keine Einigung erzielt werden, welche Diät bei Akne empfohlen werden soll. Letzten Endes scheint aber eine basische Ernährung die einzig vernünftige Diät zu sein.

Die Verschlimmerung der Akne bei Streß bzw. um die Menstruation herum ist ebenfalls durch den veränderten Säure-Basen-Haushalt zu verstehen: Streß führt zu höheren Säurespiegeln, die Hormonumstellung am Zyklusbeginn ebenfalls.

Allergien

Allergien können als Nahrungsmittelallergien, als Ekzeme, als Heuschnupfen oder Asthma in Erscheinung treten.

Ein sanierter Darm läßt Allergene nicht passieren.

Nahrungsmittelallergien sind oft gebessert, wenn der Darm gründlich entsäuert wurde. Die entzündliche, übersäuerte Darmschleimhaut ist sehr durchlässig und läßt Verbindungen passieren, die bei gesunder Darmschleimhaut zurückgewiesen würden, bis das Aufschließen dieser Verbindung weiter fortgeschritten ist. Allergien und Ekzeme an der Haut (s. auch Neurodermitis) werden oft ebenfalls durch Nahrungsmittel hervorgerufen, interessanterweise durch solche, die sehr stark säurehaltig oder -bildend sind (z.B. Tomaten, Erdbeeren, Weizenmehl, Apfelsaft). Hier gilt ebenso, daß eine gründliche Sanierung des Darmmilieus eine Besserung erzielen kann.

Bei Allergien, die sich an den Atemwegen äußern, gilt das für Asthma Gesagte (s. S. 58). Eine völlige Heilung ist hier durch ausschließliche Säure-Basen-Therapie allerdings nicht zu erwarten.

Arteriosklerose (s. auch S. 48)

Ist eine Arteriosklerose (auch Artherosklerose, unkorrekt »Gefäßverkalkung«) aufgetreten, befindet sich der Betroffene bereits mitten im Teufelskreis. Eine Übersäuerung des Blutes führt zum verschlechterten Blutfluß, zu starreren Gefäßwänden, durch die das Blut mit erhöhtem Druck gepreßt werden muß, zu Einlagerungen in die Gefäßwand, damit zur weiteren Strömungsbehinderung, zum weiter verschlechterten Stoffwechsel, zur Anhäufung von immer mehr Säure usw. Die Säure läßt die roten Blutkörperchen verklumpen, bis schließlich der Blutfluß völlig stagniert. Das Endresultat sind eine Embolie (völliger Verschluß eines Gefäßes durch ein Blutgerinnsel) oder das Absterben des von dem betreffenden Gefäß versorgten Gebietes. Dieses Absterben äußert sich im Gehirn als Hirninfarkt (= Schlaganfall), am Herzen als Herzinfarkt und am Bein als Raucherbein.

Blutkörperchen lagern sich unter Säureeinfluß Geldrollenähnlich zusammen.

Die Veränderungen der Blutgefäße können nur durch einen operativen Eingriff beseitigt werden, meistens werden die Blutgefäße durch künstliche neue umgangen (Bypass). Eine andere Möglichkeit besteht im dosierten Training, vor allem bei der Schaufensterkrankheit: Wenn der Blutfluß nicht mehr ausreicht, kann der Körper neue Gefäßverbindungen eröffnen. Dazu braucht er aber Zeit, und die Anforderung muß ihm ständig wieder signalisiert werden. Dazu dient das dosierte Gehtraining bei Durchblutungsstörungen der Beine. »Schaufensterkrankheit« wur-

Training oder Operation lauten die üblichen Behandlungsalternativen.

de die arterielle Durchblutungsstörung des Beines deshalb genannt, weil der Betroffene immer nur eine kleine Wegstrecke zurücklegen kann und, um dieses Defizit zu kaschieren, interessiert vor jedem Schaufenster stehenbleibt. Durch die Muskelarbeit entsteht Säure, weil nur wenig Sauerstoff an sie hingelangt. Schmerz ist der Schrei des Gewebes nach Abtransport der Säuren. Der Patient bleibt stehen, die Muskelaktivität läßt nach, die Säuren werden abgeleitet. Nun nimmt er den Spaziergang wieder auf – und das gleiche Spiel wiederholt sich.

Schmerz: Schrei des Gewebes nach Abtransport der Säuren!

Eine wichtige Therapie der Arteriosklerose ist deshalb die Regulierung des Säure-Basen-Haushaltes. Die Alkalireserve im Blut muß so weit erhöht werden, daß wenigstens die Blutkörperchen nicht mehr starr sind und nicht mehr zusammenklumpen. Hier können Sie selbst sehr viel tun, müssen sich aber unbedingt von Ihrem Arzt unterstützen lassen.

Arthritis

Arthritis ist eine chronische Entzündung der Gelenke. Die klassische Säure-Arthritis ist die Gicht-Arthritis (Seite 67). Aber auch andere entzündliche Gelenkkrankheiten werden durch ein ungünstiges Säure-Basen-Gleichgewicht im Gewebe negativ beeinflußt. Allerdings: Die Umgebung der Gelenke gehört zu den äußerst träge am Stoffwechsel teilnehmenden Geweben. Hier ist also eine rasante Heilung durch fixes Umstellen auf einen säure-basen-günstigen Stoffwechsel nicht zu erwarten. Jede Arthritis führt auf die Dauer zur Zerstörung des Gelenks und sollte daher mit allen zur Verfügung stehenden Mitteln behandelt werden. Die Regulierung des Säure-Basen-Haushaltes sollte unbedingt ein Teil dieser Behandlung sein.

Gelenkknorpel gehört zu den Säure-Deponien.

Die akute bakterielle Arthritis muß nach Regeln der Schulmedizin behandelt werden. Eine Säure-Basen-Therapie kann zwar unterstützend, nicht aber als alleinige Therapie eingesetzt werden. Anders ist es bei chronischen Arthritiden; hier ist ein Versuch mit der Säure-Basen-Therapie erfolgversprechend. Sie erhöht die Pufferkapazität auch in der Gelenkflüssigkeit und neutralisiert dadurch die sauren Stoffwechselendprodukte im Gelenk und seiner Umgebung, die für die Schmerzen und die Schwellungen verantwortlich sind. Auch die begleitenden Muskelverspannungen, die bei Arthritis regelmäßig zu beobachten sind, werden dadurch günstig beeinflußt.

Im Sonderfall der Arthritis, bei der primär chronischen Polyarthritis oder Rheuma im engeren Sinne, wird regelmäßig eine sehr weitreichende Übersäuerung beobachtet. Interessant ist die Tatsache, daß international anerkannte Studien zum Schluß kamen, daß in vielen Fällen die Umstellung auf eine vegetarische Kost eine deutliche Besserung bewirkt. Diese Besserung ist unter anderem darauf zurückzuführen, daß vegetarische Kost sehr viel Obst und Gemüse enthält, die Grundlage einer basisch orientierten Ernährung.

Basenreiche Diät ist als sinnvolle Rheumatherapie wissenschaftlich anerkannt.

Arthrose

Unter Arthrosen versteht man den Gelenkverschleiß und -deformierungen. Eine wichtige Ursache ist eine übermäßige Abnutzung des Gelenkknorpels. Sie kommt zustande bei Gelenkfehlstellungen, z.B. X- oder O-Beinen oder Hüftfehlbildungen, oder nach Verheilen eines Bruches in Gelenkfehlstellung. Übermäßige Belastung, z.B. bei einseitiger Arbeit oder Übergewicht, ist ein weiterer Faktor.

Übersäuerung beschleunigt die Gelenkdegeneration.

Neben diesen mechanischen Aspekten spielt aber auch die Ernährung des Gelenkknorpels eine große Rolle. Jeder weiß, daß bei Mangelernährung die Nägel brüchig werden. Ebenso verhält es sich mit dem knorpeligen Gelenküberzug, der normalerweise spiegelnd glatt ist und kaum Reibewiderstand bietet. Werden jedoch Abfallstoffe im Gelenkspalt für kürzere oder längere Zeit zwischengelagert, dann beeinträchtigen sie die Ernährung des Knorpels. Zu diesen Abfallstoffen können auch Säuren gehören.

Tun Sie etwas gegen eine Arthritis!

Eine Arthrose kann zur Arthritis werden, wenn sich das lediglich abgenutzte Gelenk entzündet. Auch das sollte mit allen Mitteln vermieden werden. Die Entzündung beruht auf kleinsten abgescherten Knorpelteilchen, die sich wie Sand im Getriebe verhalten, als Fremdkörper entlarvt werden und eine entzündliche Reaktion hervorrufen, ähnlich wie ein Splitter im Gewebe. Auch hier gilt: Wenn die Pufferkapazität im Gewebe hoch ist, hat es eine Entzündung viel schwerer, Fuß zu fassen.

Asthma

Asthma sollten Sie nie auf eigene Faust behandeln!

Schon wegen der Beteiligung der Lunge am Säure-Basen-Haushalt (s. S. 40f.) hat Asthma mit dem Gleichgewicht zwischen Säuren und Basen unmittelbar zu tun. Ist durch einen Asthmaanfall die Atmung beeinträchtigt, kann weniger CO_2 das Blut verlassen und weniger Sauerstoff aufgenommen werden. Eine respiratorische Azidose ist die Folge.

Aber auch die tieferen Ursachen des Asthmas sollen unter dem Licht des Säure-Basen-Haushaltes betrachtet werden: Beim Asthma sind die kleinen Muskeln überempfindlich, die die Weite der Bronchien, der verschiedenen Verästelungen der Luftröhre, regulieren. Es wurde beobachtet, daß nach Verzehr einer Abendmahlzeit, die tierische Fette enthält, in der Nacht vermehrt Fettsäuren über die Bronchien abgeatmet wurden. Diese Fettsäuren tragen vermutlich zur Verengung der Bronchien bei und verschlechterten dadurch das Asthma.

Generell muß vermutet werden, daß eine verminderte Pufferkapazität im Gewebe lokal zu Übersäuerungen führt, die allgemein die Überempfindlichkeit der Bronchien gegenüber Gewebshormonen steigern. Bei entzündlichen Atemwegserkrankungen verschlechtert sich Asthma regelmäßig, so daß eine Erhöhung der Pufferkapazität sinnvoll ist, um die Wirkungen der Entzündung (Übersäuerung des Gewebes, Steigerung der Empfindlichkeit) in Schach zu halten.

Candida-Mykose des Darms

Die Candida-Mykose des Darms ist verdächtig als Rekordhalter für Symptomenvielfalt. In einem Fachbuch werden 68 Symptome für eine Hefepilzinfektion des Darms genannt, darunter Symptome wie Gereiztheit, Heißhungerattacken, Migräne, Zyklusstörungen der Frau, Schwindel, Schilddrüsenstörungen, Verdauungsbeschwerden, Abwehrschwäche und zahllose andere. Interessant ist, daß viele Übersäuerungskrankheiten oder -folgen ebenfalls dabei sind.

Sind Sie oft unerklärlich gereizt?

Wann machen die Hefepilze krank?

Allerdings muß streng unterschieden werden zwischen dem Nachweis von Hefepilzen im Kot und einer Infektion, also einem übermäßigen Wachstum der Hefepilze, die sich nicht nur lokal im Darm, sondern im gesamten Körper auswirkt. Die Wissenschaftler streiten sich seit Jah-

Pilznachweis ist nicht gleichzusetzen mit Infektion.

ren, welche Pilzmengen als normal anzusehen sind und welche als krankmachend. Allmählich setzt sich immerhin die Erkenntnis durch, daß es weniger auf die Zahl der Sproßpilze ankommt, sondern auf deren sogenannte Invasivität. Hier spielt eine Rolle, ob sie also lediglich im Inneren des Darmrohres hausen oder ob sie sich in die Darmwand einnisten und dort eine Infektion und eine Störung der Durchlässigkeit dieser wichtigen Barriere hervorrufen. Eindeutig krankmachend ist ein Durchwandern der Darmschleimhaut durch die Pilze.

Pilzbefall kann die Schutzfunktion der Darmschleimhaut stören.

Ich selbst beobachte diesen Streit eher aus der Ferne. Die Frage für den einzelnen Patienten lautet weniger, ob seine Symptome nun von Pilzen herrühren oder nicht, sondern sie lautet im Zweifelsfall, ob ein allgemein gestörtes Darmmilieu vorhanden ist. Wird dieses Milieu wieder ins Gleichgewicht gebracht, werden gleichzeitig auch die krankmachenden Keime zurückgedrängt, seien es Hefepilze oder seien es andere Keime, die nicht zur gesunden Darmflora gehören. Werden die Pilze nämlich mit sogenannten antimykotischen (gegen den Pilz gerichteten) Medikamenten behandelt, so geht die Meinung übereinstimmend dahin, daß diese Behandlung alleine nach längerer oder meistens eher kürzerer Zeit zum Wiederaufleben der Pilzkolonien führt. Zusätzlich wird den Patienten eine spezielle Diät empfohlen, die »Anti-Pilz-Diät«. Es kann kein Zufall sein, daß sich deren Richtlinien weitgehend mit denen einer basenreichen Ernährung decken!

Pilzhemmer wirken meist nur vorübergehend.

Die Candidapilze setzen Säuren im Darm frei

Lassen wir den akademischen Streit über Pilzarten und -zahlen abseits toben. In der Praxis ist festzustellen, daß ein Patient mit typischen Übersäuerungsbeschwerden mit aller Regelmäßigkeit an Darmstörungen leidet, die ihm allerdings nicht unbedingt bewußt sein müssen. Die Darmstörung beruht auf einer übermäßigen Gärung und Fäulnis. Die Gärung tritt auf, wenn der Nahrungsbrei nicht angemessen verdaut wird. Das ist der Fall, wenn wir hastig essen und unter Bedingungen, die für den Darm nicht günstig sind (z.B. unter Zeitdruck, zu einem ungünstigen Zeitpunkt, wenn der Verdauungskanal nicht auf Aufnahme eingestellt ist usw.). Aus Kohlenhydraten und Ballaststoffen bedienen sich dann die Mikroben im Darm. Sind beispielsweise nach Passage des Dünndarms noch zu viele Kohlenhydrate im Nahrungsbrei oder verweilt die ballaststoffhaltige Mischung zu lange im Dickdarm, dann werden Keime gefüttert, die eigentlich nicht im Übermaß bedient werden sollten. Zu ihnen gehören auch die Hefepilze. Es entstehen Gärungssäuren, die lokal das Darminnere übersäuern, aber auch über den Blutweg Schaden anrichten können.

Die Verdauungsprozesse werden durch ungünstige Essensgewohnheiten gestört.

Gärung folgt aus Kohlenhydrat-Überangebot.

Im Falle eines zu großen Eiweißangebotes treten Fäulnisbakterien in Aktion, die wiederum zu einem zu starken Anstieg des pH-Wertes in den basischen Bereich führen. Auch dies hemmt die gesunde, normale Darmflora.

Die Candida-Mykose ist ein bei Experten nach wie vor umstrittenes Thema. Sind sie zu einer Einigung gekommen, wird längst bekannt sein, daß wieder ein anderer Keim Symptome hervorruft, und mit den Fortschritten der Mikrobiologie wird sich eine lange Reihe weiterer schuldiger Mikroben dazugesellen. Letzten Endes ist es immer die Dysbiose, die falsche Zusammensetzung der Darmkeime insgesamt, das ungünstige Milieu, die verhindern, daß unsere winzigen Mitarbeiter, die Darmsymbionten, ungestört ihrer wichtigen Arbeit nachgehen können. Sie besteht in Infektabwehr, Aufschluß der Ballaststoffe, Ausgleich des Säure-Basen-Haushalts im Darminneren, Vitaminproduktion und sicher noch vielen anderen wichtigen Aufgaben.

Pflegen Sie Ihre Mikroflora!

Die resultierende Therapie muß die Gärung im Darm stoppen, ein günstiges Darmmilieu herstellen und die Folgen der Überflutung des Körpers mit Säuren beseitigen. Eine Mayr-Kur (s. S. 159), die gründlich den Darm saniert, in Verbindung mit gezielter Basensubstitution ist der geeignete Weg, bei dem in Hinsicht auf den langfristigen Behandlungserfolg alle nur kurzfristig und ausschnittartig wirkenden Behandlungsverfahren nicht mithalten können.

Die Renovierung des Darmmilieus ist wichtiger Teil der Säure-Basen-Diät.

Cellulitis

Cellulitis ist bei vielen Grazien ein Reizwort. »Du kannst dich am Strand nicht mehr blicken lassen«, »Minis kannst du sowieso vergessen« und ähnlich lauten die Verdikte, die Frauen ihrem Spiegelbild entgegenschleudern. Cremes und Pasten, Massageapparaturen und Gymnastik werden versucht, scheinen aber alle nicht so ganz befriedigend zu wirken. Und warum? Weil sie sich ganz lokal auf ein Problem stürzen, das aber den ganzen Körper betrifft. Es ist ähnlich, als wollten Sie verwelkte Blätter am Busch mit dem Auftragen von grüner Farbe wieder auffrischen, statt daß Sie den Busch gründlich gießen.

Eine Behandlung von innen wirkt nachhaltiger.

Natürlich spielen wieder die Säuren eine Rolle, aber nicht nur. Denn sonst hätten Männer mindestens ebensolche Probleme wie die Frauen. Auch das spezielle Fettgewebe der Frauen ist am Entstehen der Orangenhaut beteiligt, denn es enthält große Fettzellen mit der bemerkenswerten Neigung, sich immer noch mehr Fett einzuverleiben. Das tut es unter dem Kommando der weiblichen Geschlechtshormone, und deshalb sind Männer vom Problem Cellulitis verschont. Aber als weiterer Faktor kommt die Übersäuerung des Bindegewebes hinzu, die zur Gelbildung führt. Alles zusammen bewirkt die veränderte Konsistenz der Unterhaut. Die Empfehlungen müssen hier also lauten:

- Bauen Sie Übergewicht (Seite 107) ab. Diese Maßnahme wirkt sich auch auf den Hormonhaushalt aus, denn östrogenähnliche Stoffe werden im Fettgewebe gebildet und verstärken dann natürlich die typisch weibliche Form der Fetteinlagerung.
- Bringen Sie Ihren Säure-Basen-Haushalt in Ordnung. Hierbei helfen auch lokale durchblutungsfördernde Maßnahmen wie Massage, aber das Problem sollte im Hinblick auf den ganzen Körper und nicht nur auf den Bereich Hüfte-Gesäß-Oberschenkel zentriert betrachtet werden. Und noch etwas: Wie unter dem Stichwort »Übergewicht« erwähnt, fällt das Abnehmen bei einem geregelten Säure-Basen-Haushalt wesentlich leichter.

Warum nicht Cellulitis und Übergewicht gleichzeitig loswerden?

Chronische Müdigkeit

Chronische Müdigkeit ist das Symptom für Übersäuerung par excellence. Wenn Sie Gardinen aufhängen oder ein Regal von Hand zusammenschrauben, wenn Sie also Ihre Muskeln beanspruchen, dann werden die Muskeln früher oder später müde. Experimente zeigten, daß man nun einen Extrakt aus dem beanspruchten Muskel in einen ausgeruhten Muskel spritzen kann, der daraufhin sofort auch müde wird. Andersherum kann man in den müden, belasteten Muskel Natriumbicarbonat injizieren und damit die Übersäuerung beseitigen, und sofort verschwindet die Müdigkeit. Bei Sportlern wird dieser Kunstgriff angewandt, um sie nach Höchstleistungen schnell wieder auf die Beine zu stellen.

Stehaufmännchen mit Hilft von Bicarbonat?

Während die Übersäuerung im Muskel völlig einleuchtend erscheint und allgemein anerkannt wird, tappen die meisten Therapeuten beim »chronischen Müdigkeitssyndrom« im Dunklen. Natürlich werden die Ursachen individuell etwas unterschiedlich gelagert sein, hier wird eine langdauernde Belastung durch Umweltgifte, dort ein Vitamin- oder Mineralstoffmangel nachweisbar sein. Ganz allgemein spricht das chronische Müdigkeitssyndrom aber gut auf eine umfassende Behandlung in Richtung eines ausgewogenen Säure-Basen-Haushaltes an; diese Therapie ist auch unbedingt als erste Maßnahme zu fordern.

Entsäuerung ist hier Basistherapie.

Eine interessante Beobachtung lautet, daß Personen, die überempfindlich auf Erdstrahlen reagierten, also eine bestimmte Form der Umweltbelastung, diese Überempfindlichkeit verloren, sobald der Säure-Basen-Haushalt stabilisiert war. Analog wird es sich mit zahlreichen anderen Überempfindlichkeiten verhalten.

Durchblutungsstörungen (in Beinen, im Herzen, im Gehirn) s. Arteriosklerose (arterielle Durchblutungsstörungen), kalte Hände und Füße, Raynaud-Syndrom, Migräne und Venenleiden (venöse Durchblutungsstörungen).

Entzündungen

Wo eine Entzündung ist, dort ist auch Säure.

Ein altes Volksheilmittel bei Umlauf, einer eitrigen Entzündung, die vom Nagelwall ausgeht, ist das Bad in einer Seifenlauge. Hier läßt sich ganz deutlich beobachten, wie die Neutralisation der bei Entzündungen reichlichst anfallenden Säuren die Heilung unterstützt. Ähnlich verhält es sich mit Entzündungen im Körper, die sich der Beobachtung von außen entziehen. Ein Bad in Lauge ist hier ebenfalls zu erreichen, allerdings von innen: Die Blut- und Lymphflüssigkeit kann Bicarbonat als Puffer in die entzündeten Gebiete tragen. Ist allerdings die Pufferkapazität in den Geweben erniedrigt, so steht den entzündeten Gebieten keine ausreichende Menge an Puffern zur Verfügung. Eine vorbeugende oder gezielte therapeutische Stärkung der sogenannten Alkalireserve ist also bei allen entzündlichen Krankheiten eine äußerst wichtige Begleitmaßnahme, bei harmlosen Entzündungen kann sie auch als Hauptmaßnahme gelten.

Erschöpfung (s. auch chronische Müdigkeit)

Die Erschöpfung ist immer Ausdruck eines über längere Zeit bestehenden Ungleichgewichts im vegetativen Nervensystem. Dieses Nervensystem steuert alle Organfunktionen und arbeitet unabhängig vom Willen. Für Aktivität ist der Sympathikus zuständig, für Ruhe, Erholung und Regeneration der Vagus oder Parasympathikus. Beide gegenspielenden Nervensysteme müssen gleichmäßig zu ihrem Recht kommen. Legt man sich übermäßig oft aufs Ohr und frönt dem Nichtstun, dann baut der Körper seine Vorhaltungen auf dem Gebiet der Leistung ab, und man kommt durch jede kleine Handreichung aus der Puste. Sehr viel häufiger ist aber das Gegenteil der Fall, daß man ständig auf Aktivität gepolt ist und sich viel zu wenig Ruhepausen gönnt. Reagiert der Körper mit deutlichen Zeichen der Ermüdung, dann werden sie durch Gegenmittel übertüncht: Eine Tasse Kaffee putscht auf, das elektrische Licht und eine Bedröhnung mit rhythmischer Musik halten weit über Mitternacht auf den Beinen und was dergleichen kleine Tricks mehr sind, um den Körper zu überlisten. Irgendwann mündet diese Strategie jedoch in die Erschöpfung. Wenn Sie nicht noch andere Folgen zu spüren bekommen wie Infektanfälligkeit, Hautleiden usw.

Sympathikus = Aktivitäts- oder Streßnerv.

Parasympathikus (Vagus) = Ruhenerv.

Achten Sie auf Ihre Körpersignale!

Bei Sympathikusaktivität ist der Blut-pH saurer.

Bei Erschöpfung lautet das oberste Gebot Ruhe. Gleichzeitig muß aber in Rechnung gestellt werden, daß die Gewebe durch den anhaltenden Sympathikus-Betrieb (Sympathikotonus) übersäuert sind. Eine Basentherapie kann hier geradezu beruhigend wirken und so nicht nur den gestörten Säure-Basen-Haushalt wiederherstellen, sondern auch den Körper sanft zur Ruhe zwingen. (Das sollten Sie allerdings nie auf eigene Faust machen, sondern immer nur unter ärztlicher Überwachung.)

Gallensteine

Sie sind ein Paradebeispiel für die krankmachende Wirkung deponierter Säuren. Gallensteine entstehen durch ein Ungleichgewicht an Gallensalzen und Cholesterin. Die Gallensalze wiederum entstehen aus den Gallensäuren, die die Leber bildet. Die Gallenflüssigkeit besteht zu einem großen Teil aus Gallensäuren, die einmal dazu dienen, Fett im Dünndarm zu emulgieren, d.h. in kleine Tröpfchen zu zerteilen, damit sie besser durch Enzyme aufgeschlossen und besser im Blut transportiert werden können. Mit den Gallensäuren werden aber auch Abbauprodukte und Schadstoffe aus der Leber eliminiert.

Gifte entfernt die Leber über die Gallensäuren.

Wie alle Salze haben Gallensalze ein bestimmtes Löslichkeitsprodukt. Sind die Salze hoch konzentriert, dann fallen sie in Lösung aus (wenn Sie zuviel Kochsalz in ein Glas Wasser geben, dann löst sich ein Teil nicht auf und sammelt sich am Boden).

Die Löslichkeit eines Salzes läßt sich allenfalls durch eine Temperaturerhöhung beeinflussen (in heißem Wasser löst sich mehr Salz als in kaltem). Im Körper ist das selbstverständlich nicht möglich. Hier können Sie nur die Menge an »Lösungsmittel« erhöhen, das bedeutet: viel trinken!

Daneben kann auch der »Umsatz« in der Gallenblase erhöht werden. Dieses Organ ist ein Speicherorgan, das hochkonzentrierte Galle bereithalten kann. Wird es aber häufig geleert (z.B. durch den Genuß eines Gallenflußanregenden Löwenzahntees), kann sich keine hochkonzentrierte Galle ansammeln, und es können auch keine Salze aus der Lösung ausfallen. Mit einer ausgewogenen Säure-Basen-Diät führen Sie automatisch auch weniger Cholesterin zu, den anderen »Partner« der steinbildenden Flüssigkeit. Die Ratschläge »viel trinken« (besonders auch den Gallenfluß anregenden Löwenzahntee) und »viel Obst und Gemüse essen« sind also auch bei Gallensteinleiden sehr zu empfehlen. Basische und sulfathaltige Heilwässer haben sich ebenfalls als günstig erwiesen.

Löwenzahntee: 1 TL getrocknetes Kraut mit 1 l kochendem Wasser übergießen, 5 min ziehen lassen, abseihen.

Gicht (s. auch Arthritis)

Gicht und Harnsäure-Krankheit gehören eng zusammen. Meistens bewirkt eine genetische Variante, daß die Harnsäure bei Gichtkranken schlechter abgebaut wird als bei anderen Menschen. Allerdings kann bei einer Lebensweise, die schonend mit dem Säure-Basen-Haushalt umgeht, das Auftreten von Gichtanfällen völlig vermieden werden. Wenn wenig andere Säuren den Körper belasten, wird das »Faß« auch durch einen erhöhten Harnsäurespiegel nicht voll, und Symptome treten nicht auf.

Harnsäure entsteht besonders beim Abbau von Zellkernen.

Harnsteine

Die Wirkungen einer Säure-Basen-Therapie können bei Harnsteinen sehr eindrucksvoll sein, wenn sich nämlich Harnsteine unter dieser Behandlung völlig auflösen. Voraussetzung für den Erfolg ist jedoch, daß die Art des Steins bekannt ist. Einige Steine müssen durch Ansäuern

Kleinere Harnsteine können diätetisch aufgelöst werden.

des Urins, andere durch Alkalisierung des Urins aufgelöst werden. Durch die Beseitigung der Steine kann die Infektionsgefahr abgewendet und möglicherweise sogar eine Operation erspart werden.

Ein sehr wichtiges Prinzip in der Vorbeugung wie in der Behandlung ist die Verdünnung der Säuren bzw. Salze, die zur Steinbildung führen. Also lautet die Devise: Viel trinken! Die Harnmenge muß 2 Liter am Tag deutlich übersteigen.

Kalzium-Oxalatsteine – Vorsicht vor oxalhaltigen Lebensmitteln

Saurer Geschmack in Gemüse kommt oft von Oxalsäure.

Die häufigsten Harnsteine sind Kalzium-Oxalatsteine (etwa 3/4 der Fälle). Die Oxalsäure ist eine relativ starke Säure, die in einigen Nahrungsmitteln in hoher Konzentration vorhanden ist, so in Rhabarber, Spinat, Tomaten, Kakao, Spargel, Kaffee und Schwarztee. Auf diese Nahrungsmittel sollte weitgehend verzichtet werden. Werden sie gleichzeitig mit kalziumhaltigen Nahrungsmitteln genossen, findet die Kalziumoxalatbildung schon im Darm statt, und die Oxalsäure wird nicht resorbiert. Die Sahne an der Rhabarbergrütze oder im Spinat hat also ihren Sinn.

Viel Magnesium ist wichtig.

Die Ernährung bei Harnsteinpatienten sollte magnesiumreich sein; gute Magnesiumquellen sind die verschiedenen Gemüse. Magnesium wird auch gezielt zur Behandlung eingesetzt. Weil Harnsteinträger viel trinken müssen, bieten sich auch magnesiumreiche Heilwässer an.

Auswahl magnesiumreicher Heilwässer (mehr als 100 mg Magnesium pro Liter)

Adelheidquelle
Bad Kissinger Heilquellen (Maxbrunnen, Pandur, Rakoczy)
Bad Mergentheimer Quellen
Bad Wildunger Quellen (Helenen-, Georg-Viktorquelle)
Bad Windsheimer Quelle
Eberstädter Steinberg-Quelle
Heppinger
Oranien-Quelle
St. Gero-Heilwasser
Vulkania Heilwasser

Harnsäuresteine – eine Umstellung der Ernährung ist hilfreich

Harnsäuresteine (etwa 15 % aller Steine) können aufgelöst werden, indem der Harn alkalisiert wird. Hier bestehen die besten Aussichten, durch basenbetonte Nahrung und Getränke das Steinleiden gut zu beeinflussen. Auf alles Säuernde sollte über mindestens drei Monate so weit wie möglich verzichtet werden: auf Kaffee, Alkohol, weniger als 5 Minuten gezogenen Schwarztee, Fleisch, besonders Innereien. Besser als der vorübergehende Verzicht ist natürlich eine langfristige Ernährungsumstellung, denn Harnsäuresteine sind immer Zeichen einer schon lange bestehenden überdeutlichen Übersäuerung. Ihre Ärztin oder Ihr Arzt kann Ihnen unterstützend noch Basenpräparate verordnen.

Konsequenz ist notwendig.

Etwas Vorsicht ist allerdings angesagt: bei Steinleiden ist oft der Harnabfluß erschwert, eine Situation, die chronischen Harnwegsinfektionen Vorschub leistet. Hier bietet der saure Urin einen gewissen Schutz, indem er Keime in

Bei Steinleiden sollte die Säure-Basen-Therapie immer mit dem Arzt abgesprochen werden!

Schach hält. Wird nun der Urin-pH-Wert in den basischen Bereich verschoben, kann ein alter Harnwegsinfekt wieder aufflammen. Von einer Selbstbehandlung ist hier also unbedingt abzuraten.

Die Neigung zu erhöhten Harnsäurespiegeln und damit die Neigung zu Steinen oder auch zu Gichtanfällen ist teilweise angeboren. Deshalb sind Familienangehörige von Gichtpatienten immer gut beraten, schon vorbeugend eine basenbetonte Nahrung zu genießen (s. Seite 67).

Phosphatsteine – ausnahmsweise auf basische Kost verzichten

Phosphatsteine sind Infektsteine.

Salmiakpastillen säuern den Urin an.

Phosphatsteine (etwa 7 %) entstehen meist im basischen Urin in Kombination mit häufigen oder chronischen Harnwegsinfekten. Bei Phosphatsteinen muß auf eine basenbetonte Kost und auf das zusätzliche Einnehmen von Basenpräparaten zunächst verzichtet werden. Allerdings: Basischer Urin allein führt meist nicht zum Ausfällen der Phosphate, sondern erst Keime bilden einen Kristallisationskeim, um den herum der Stein entsteht. Zunächst muß also der Infekt behandelt werden. Die Steinauflösung kann durch Ansäuerung des Urins unterstützt werden. Hier sollten Sie sich ärztlich beraten lassen. Im Anschluß daran gilt natürlich, daß eine Lebensweise im Säure-Basen-Gleichgewicht der Gesundheit allgemein zugute kommt und sich auch ein Harnwegsinfekt weniger leicht einnistet.

Zystinsteine sind zwar sehr selten (1 %), aber sie sind ebenfalls einer Auflösung durch basischen Urin gut zugänglich. Die Empfehlungen lauten also ebenso wie bei den Harnsäuresteinen.

Kalte Hände und Füße

Sie sind die Folge davon, daß sich die kleineren Blutgefäße in den herzfernen Körperabschnitten zusammenziehen. Sie kennen diese Reaktion vielleicht von stressigen, gefährlichen Situationen, von denen man beispielsweise hinterher sagt: »Da bekam ich kalte Füße«. Im Streß ist der Säurespiegel erhöht, aber natürlich sind auch Übersäuerungen aus anderer Ursache ein Grund für die Engstellung der Blutgefäße, die als Schutz der nachfolgenden Gewebe vor der Säure aufgefaßt wird.

Ziehen Sie nun aber nicht den Umkehrschluß: »An kalten Händen und Füßen leide ich nicht, also bin ich auch nicht übersäuert!«. Eine gewisse Konstitution kommt auch mit hinzu. Meist sind es die zierlicheren Menschen, deren Stoffwechsel nicht ständig auf voller Flamme bullert, die deshalb viel Wärme von außen brauchen, die leicht frösteln oder frieren. Aber trotz der dünneren Isolationsschicht bessert sich diese Neigung, wenn der Säure-Basen-Haushalt ausgeglichen wird.

Ihre Konstitution können Sie nicht ändern – Ihren Basenvorrat schon!

Karies

Wann und wo wurde die Zahnbürste erfunden? Leiden Kühe an Karies? Sie putzen ja ihre Zähne nicht. Zugegebenermaßen verzehren sie auch keine lila Schokoriegel, und Süßigkeiten werden ja als Hauptverursacher der Karies angesehen. Die Karies soll uns als handgreifliches Beispiel dienen, was Säuren im Körper anrichten. Wenn wir kohlenhydrat(stärke- und zucker-)haltige Nahrung essen, bleiben immer Reste davon an den Zähnen hängen. Im Nu machen sich die Keime der Mundflora darüber her, so daß bereits 15–20 Minuten nach dem Genuß deutlich Milchsäure in der Mundhöhle nachgewiesen werden kann. Sie

Karies ist eine direkt sichtbare Säurefolge.

wird von den Bakterien produziert. Diese Milchsäure nun wirkt auf den Zahn ein und löst im Laufe der Zeit den Zahnschmelz auf, da die Milchsäure stärker ist als die Phosphorsäure, aus der die Mineralsalze im Zahn und Knochen gebildet werden. Sie praktizieren dieses Auflösen eines Salzes regelmäßig, wenn Sie Ihre Kaffeemaschine entkalken.

Zähneputzen ist nicht alles

Benutzen Sie Natriumbicarbonat zum Zähneputzen!

Da die Zähne uns direkt zugänglich sind, können wir auch direkte Gegenmaßnahmen ergreifen und die Zähne putzen. Zusätzlich wirkt es sich positiv aus, wenn der Speichel alkalisch ist, und das ist er unter normalen Verhältnissen. Bei Übersäuerung kann er jedoch saurer werden und schädigt damit den Zahnschmelz zusätzlich. Die Zähne werden ebenso wie die Knochen hauptsächlich von innen versorgt. Derjenige hat also sehr anfällige Zähne, dessen Blut übersäuert ist, denn dann nagt schon die Versorgungsflüssigkeit von innen an der Substanz.

Jedes Kind einen Zahn?

Das werdende Kind braucht Kalzium.

Früher sagte man, jedes Kind koste die Mutter einen Zahn. Das ist so zu verstehen, daß der werdende neue Mensch auf jeden Fall Vorrang eingeräumt bekommt und mit allem ausgestattet wird, was er braucht. Reicht das Angebot von außen nicht aus, dann wird auf die Depots der Mutter zurückgegriffen, beispielsweise wenn es sich um Kalzium handelt. Wurde das Kalzium der Knochen schon über längere Zeit benötigt, um Säuren zu neutralisieren, macht sich der erhöhte Bedarf durch das wachsende Kind, das Kalzium in seine Knochen einbauen muß, natürlich um so eher bemerkbar. Ein vorher bereits von der Substanz her unterminierter Zahn kann dann völlig »zusammenbrechen«. Besser also wäre es, wenn eine Frau sich bereits vor

Eintreten der Schwangerschaft kalziumreich ernährt. Die Richtlinien für die Kalziumaufnahme sind durch eine übliche Kost kaum zu decken (z.B. werden in der Schwangerschaft bis zu 2 Gramm empfohlen, das entspricht der Menge von 1,75 Litern Milch). Ist die Ernährung und die Lebensweise jedoch auf einen gesunden Säure-Basen-Haushalt ausgerichtet, dann muß sie gar nicht soviel Kalzium aufnehmen, damit später das Kind ausreichend versorgt ist und keine Mangelerscheinungen bei der Mutter auftreten.

Nehmen Sie reichlich Basen auf, dann bleibt das Knochen-Kalzium unangetastet!

»Kater«

Als bewährtes Mittel bei Kater ist vielen Alka-Seltzer® geläufig. Keineswegs soll hier Reklame für ein bestimmtes Präparat gemacht werden, aber weil es den Stamm »Alka« bereits mitbringt, sollen Sie durch diesen Hinweis auf die richtige Spur gebracht werden. Der Kater ist Folge einer Übersäuerung. Sowohl der Alkohol übersäuert als auch die rauchgeschwängerte Luft in der Kneipe, denn sie enthält Nikotin, das aufputschend und damit säuernd wirkt. Dann wird üblicherweise in der Nacht vor Erscheinen des Katers auch nicht gerade Diät gelebt, mit anderen Worten, alles was säuernd ist, findet seinen Weg in den Magen. Und ganz zum Schluß dann noch ein Kaffee, um den Heimweg zu überstehen. Klar, daß dann am nächsten Morgen der Katzenjammer groß ist.

Mit einer guten Alkali-Reserve stehen Sie auch ein Säuren-Festival durch!

Das oben genannte Präparat ist eine hochgepufferte Substanz, die Säuren einfängt. Andere Mittel gegen den Kater wie saurer Rollmops oder ein erneutes Schlückchen Alkohol sollen ebenso Säuren eliminieren. Der Alkohol tut es, indem er den Abtransport der Säuren über eine gesteigerte Durchblutung anregt. Versteht sich von selbst, daß das nur ein Mittel der dritten Wahl sein kann, denn der Alkohol selbst bewirkt auch wieder eine Übersäuerung.

Ab heute kennen Sie bessere Methoden als das Kater-Frühstück!

Ißt man einen Rollmops, der viel Eiweiß und Fett enthält, dann wird Magensäure ins Mageninnere abgegeben und gleichzeitig ebensoviel Bicarbonat ins Blut. Das Bicarbonat kann nun im brummenden Schädel die Säuren neutralisieren. Aber auch diese Erleichterung ist nur von kurzer Dauer, denn nach Verstoffwechselung fallen durch den Eiweißabbau erneut Säuren an. Der Essig am Heringsgericht soll zur schnelleren Oxidation von schwer flüchtigen Säuren beitragen und so deren Schädlichkeit vermindern.

Aber alle diese Methoden haben ihre Schattenseiten. Besser wäre, den Säureeintrag am Partyabend zu reduzieren, und sei es, indem man eine schnelle Sohle aufs Parkett legt, denn durch verstärkte Bewegung wird mehr Kohlensäure abgeraucht. Wurde vorher bereits der Säure-Basen-Haushalt gepflegt, dann nimmt es der Körper weit weniger übel, wenn Sie einmal über die Stränge schlagen.

Kopfschmerzen

Wenn Sie an Kopfschmerzen leiden, stimmt Ihr Säure-Basen-Haushalt nicht.

Kopfschmerzen wurden lange Zeit als ausschließliche Befindensstörung nicht so recht ernst genommen. Allerdings setzte sich allmählich die Erkenntnis durch, daß nicht wenige Arbeitsausfallstage auf das Konto der Kopfschmerzen gehen, so daß sich auch die Hochschulmedizin mit dem Thema zu befassen begann. Inzwischen wurden weit mehr als 100 verschiedene Kopfschmerzarten klassifiziert, von denen wir in diesem Rahmen aber nur die Spannungskopfschmerzen und weiter unten die Migräne genauer schildern wollen.

Spannungskopfschmerzen werden als dumpf, manchmal mehr im Stirnbereich, manchmal eher vom Nacken ausgehend oder über den Schläfen beschrieben. Sie können Stunden oder Tage anhalten. Die Auslöser sind unterschiedlichster Art; gemeinsam ist ihnen aber, daß sie durchweg zur Übersäuerung führen. Seien es Verspannungen in der Nackenmuskulatur (Myogelosen, s. S. 46), die auf lokaler Übersäuerung beruhen und die Durchblutung im Kopf beeinträchtigen, seien es übermäßige geistige Anstrengung, die zu einer Übersäuerung im Gehirn führt, seien es Wetterumschwünge, die sich auf den Kreislauf auswirken, der so weniger Säuren abtransportieren kann als sonst,seien es Hormonumstellungen im Verlauf des Zyklus, seien es Genußgifte wie Kaffee oder Alkohol, sei es eine Verschiebung des Biorhythmus durch Schichtarbeit oder eine übermäßig lange Nacht, so daß die Schlafphase als wichtige Zeit der Säureausscheidung verkürzt ist. Säuren also, wohin wir blicken. Das bedeutet aber auch, daß Kopfschmerzen eine sehr dankbare Anzeige für eine Säure-Basen-Therapie sind.

Unterschiedliche Auslöser führen zur Übersäuerung, die den Kopfschmerz auslöst.

Der Schmerz ist der Schrei des Gewebes nach Abtransport von Säuren. Beim Kopfschmerz wird er über die Hirnhäute und Nerven in den Wänden der großen venösen Blutleiter des Gehirns vermittelt. Selbstverständlich muß eine sorgfältige ärztliche Untersuchung vorgenommen werden, wenn erstmals heftige Kopfschmerzen auftreten. Bei bekannter Kopfschmerzanfälligkeit ist jedoch der Versuch mit Säure-Basen-Therapie immer angebracht. Vor allem auch bei Kindern ist dies ein weit besserer Weg als die Einnahme von Medikamenten.

Wenn Sie dieses Signal überdecken, folgen bald andere Säurekrankheiten.

Morbus Crohn

Die Krankheit kann im gesamten Verdauungstrakt auftreten, aber auch Augen und Gelenke befallen.

Der Morbus Crohn ist eine chronische Entzündung des Darmtraktes, die alle Abschnitte vom Mund bis zum After befallen kann, hauptsächlich aber im Dünndarm auftritt. Die Auslöser sind noch weitgehend unbekannt. Eine Entsäuerung des Darmmilieus wirkt sich allerdings nach meiner Erfahrung positiv auf den Krankheitsverlauf aus.

Ein Stocken des Nahrungsbreis durch Verstopfung und ein Überwuchern der Darmwand durch krankmachende Bakterien führt zu Gärungsvorgängen, bei denen in reichlichen Mengen Gärungssäuren anfallen. Sie reizen die Darmschleimhaut. Wenn sie nicht sogar einen Krankheitsschub auslösen können, der beim Morbus Crohn so schwer verläuft, daß sogar die Darmwand durchbrechen kann, dann können diese Säuren zumindest die Entzündung der Darmwand verschlechtern. Daher muß beim Morbus Crohn vor allem die Übersäuerung durch Gärung unterbunden werden, weil sie direkt und lokal an dem Gewebe wirkt, das von der Entzündung betroffen ist. Eine verbesserte Pufferkapazität im Gewebe verhindert dann zusätzlich eventuell den Ausbruch anderer Krankheitssymptome des Morbus Crohn wie die Entzündung der Regenbogenhaut im Auge oder der Gelenke.

Magen- und Dünndarmgeschwür

Magenoperationen waren früher gang und gäbe.

Die Behandlung der Magen-Darm-Geschwüre (Ulzera) hat in den letzten Jahrzehnten rasante Forschritte gemacht. Mußte in den fünfziger Jahren oft noch der ganze Magen operativ entfernt werden, ließ sich dieser folgenschwere Eingriff durch Medikamente häufig vermeiden. Zunächst wurden Substanzen erprobt, die die Säure im Magen pufferten. Dann wurden Stoffe entdeckt, die die Säuresekretion der Belegzellen hemmten. Je stärker diese Stoffe wirkten, desto seltener wurde noch eine große Magenoperation notwendig. In jüngster Zeit wurde dann die Entdeckung gemacht, daß ein Bakterium, das sogenannte Helicobacter pylori, die Magengeschwüre unterhält. Die heutige konventionelle Therapie kombiniert daher Säuresekretionshemmer mit Antibiotika. Diese Kombinationstherapie schlägt oft erfreulich rasch an. Nur – es scheint sich um keine völlige Heilung zu handeln. Die Geschwüre können immer wieder auftreten. Sämtliche der beschriebenen Behandlungen sind nur symptomatisch, das heißt, daß sie nur die Krankheitserscheinungen (und deren Folgen) unterbinden, nicht jedoch der Krankheit den Boden entziehen.

Ein Bakterium wurde als Schuldiger entdeckt.

»Echte« Heilung durch Säure-Basen-Therapie

Vom Standpunkt des Säure-Basen-Haushaltes betrachtet muß sich bei Magen- und Dünndarm-Geschwüren ein ganz anderes Verständnis ergeben. Die Säuresekretion kann niemals isoliert betrachtet werden, sondern immer nur im Zusammenhang mit der Bicarbonat-Produktion. Vorher wurde bereits beschrieben, daß ebensoviel Bicarbonat ins Blut abgegeben wird, wie Säure in das Mageninnere gelangt. Benötigt der Körper also sehr rasch Bicarbonat, dann kann er es erhalten, wenn er Säure in den Magen abgibt. Sobald säuresekretionshemmende Medikamente verabreicht werden, ist dieser Mechanismus völlig unterbunden. Nun wird die Magenschleimhaut zwar nicht durch Säure gereizt, aber es wird auch kein Bicarbonat ins Blut geschickt. Betrachtet man nun die Übersekretion in den Magen als Zeichen eines Bicarbonat-(Blasen-)Mangels im Gewebe, so muß die Therapie konsequenterweise lauten: Auffüllen der Alkalireserve im Organismus durch Gabe von Basen! Und zusätzlich müssen belastende Säuren

Wenn im Blut Bicarbonat gebraucht wird, bilden es die Belegzellen – und schütten ebensoviel Säure in den Magen aus.

aus dem Organismus ausgeleitet werden, denn die Anwesenheit der Säuren führt ja zum erhöhten Bedarf an Bicarbonat.

Streß, Übersäuerung als Geschwürursache: diese Theorie behält ihre Richtigkeit.

Selbstverständlich wird man heute bei einem nachgewiesenen Magengeschwür eine sicher und rasch greifende Therapie einsetzen. Der nicht gerade zimperliche Begriff »Eradikationstherapie« (»Ausradieren« der Bakterien) täuscht aber darüber hinweg, daß zunächst einmal ein Terrain im Magen entstanden ist, das den Bakterien Tür und Tor öffnete. Ohne eine lokale Abwehrschwäche bzw. ohne ein an Ort und Stelle geschwächtes Milieu können sich keine Bakterien ansiedeln. Die Erfahrung, daß Streß mit einer Übersäuerung regelmäßig ein Magengeschwür oder auch nur eine Magenschleimhautentzündung verschlimmert, weist auf die Bedeutung eines geregelten Säure-Basen-Haushaltes hin.

Basenpräparate – wann einnehmen?

Nehmen Sie Basenpräparate zwischen den Mahlzeiten ein!

Werden zur Aufforstung der Säure-Basen-Bestände Basenpräparate verordnet, dann sollten sie etwa eine halbe Stunde vor der Mahlzeit eingenommen werden. Zu diesem Zeitpunkt ist der Magensaft noch nicht sehr sauer, und die Mineralsalze des Basenpräparates werden nicht sofort zerlegt. Ansonsten entstünde aus Natriumbicarbonat zum Beispiel Kohlendioxid (bemerkbar am Aufstoßen) und Kochsalz, das unter Umständen wieder unverändert ausgeschieden würde. Zur Mahlzeit eingenommen würde das Basenpulver die Magensäure neutralisieren und damit ihre für die Verdauung wichtige Funktion verhindern. Verdauungsstörungen wären die Folge.

Die typische »Magenschonkost« ist eine reizfreie, basenbetonte Kost. Das war schon immer so, noch lange bevor man sich über den Säure-Basen-Haushalt den Kopf zerbrach!

Magenunterfunktion

Vor allem bei älteren Menschen wird eine mangelnde Salzsäureproduktion im Magen beobachtet. Sie geht mit einer gestörten Verdauung einher, da zwei wichtige Schritte beeinträchtigt sind: das Zerlegen der Eiweiße durch Säure und das Anregen der Dünndarmfermente durch Säureaktivierung.

Ohne Salzsäure ist die Verdauung stark beeinträchtigt.

Landläufig wird diese Störung, wenn sie zu ernsteren Beschwerden führt, mit der Gabe von Salzsäure behandelt. Im Licht der Säure-Basen-Regulation ist dies jedoch ganz falsch: Gleichzeitig mit dem Ausfall der Säuresekretion ist auch die Basenausscheidung auf der anderen Seite der Belegzellen eingeschränkt. Die Belegzellen können also keine Salzsäure bilden, weil sie keine Basen bilden können. Die Unfähigkeit zur Säurebildung ist damit eine Folge jahre- und jahrzehntelanger Ausbeutung der Pufferkapazitäten, so daß schließlich nicht mehr genug Bicarbonat verfügbar ist, das auf der anderen Seite der Gleichung $NaCl + H_2O + CO_2 = HCl + NaHCO_3$ steht. Eine Basentherapie müßte diese Bilanz verbessern und stellt den anderen Verdauungsorganen die notwendigen Basen zur Verfügung.

Bei mangelnder Säure sollten Sie – sorgfältig dosiert – auch Basen einnehmen

Das andere Extrem ist die übermäßige Säurebildung des Magens, wenn der Körper noch über Bicarbonat verfügen kann und bei Pufferbedarf sich das Bicarbonat in den Belegzellen bildet. In gleicher Menge, wie er das Bicarbonat herstellt, müssen die Belegzellen jedoch Säure in den Magen abgeben. Auch hier bewirkt die Bicarbonatgabe oder die verstärkte Zufuhr von Basen mit der Nahrung, daß der Körper sich aus anderen Quellen mit Basen versorgen kann.

Migräne

Die Migräne ist eine spezielle Kopfschmerzform, an der die Menschheit schon seit Jahrtausenden leidet. Das ist deshalb bekannt, weil die Migräne bei einigen Patienten mit ganz speziellen Symptomen verknüpft ist, die sich über die Literatur der Jahrhunderte und auch in der bildenden Kunst verfolgen lassen. Die Kopfschmerzen bei der Migräne sind meist sehr heftig und überwiegend einseitig. Allerdings kann abwechselnd die eine oder andere Seite betroffen sein. Die typischen Anfälle werden von Vorboten, den sogenannten Prodromi, eingeleitet. Hierzu gehören beispielsweise Übererregtheit oder Unlust, Heißhunger, Verstopfung, Frieren oder andere. Als Aura werden bestimmte Eindrücke der Sinnesorgane, meist der Augen, bezeichnet. Berichtet wird über Lichtblitze, sich ausbreitende gezackte Bögen und andere. Die Vorboten können Stunden bis Tage andauern, dann kommt es zum eigentlichen Schmerzanfall mit Überempfindlichkeit gegenüber sensorischen Eindrücken. Der Anfall dauert längstens 72 Stunden. Die Betroffenen sind oft außerstande zu arbeiten und ziehen sich in einen abgedunkelten Raum zurück.

Aurasymptome wie Farbensehen und Blitze sind eher selten, aber charakteristisch.

Wie entsteht der Migräneschmerz?

Die Weite der Blutgefäße im Gehirn wird fehlgesteuert.

Wie auch beim Spannungskopfschmerz wird der Schmerz über die Nerven in Hirnhäuten und venösen Blutleitern vermittelt; das Gehirn selbst hat keine Schmerzfasern. Schon seit längerer Zeit ist bekannt, daß die Blutgefäße im Gehirn fehlreagieren. Zunächst stellen sie sich eng (Schutz vor der Säure; Stadium der Vorboten), dann erweitern sie sich überschießend. Dadurch wird auch der teils als pulsierend beschriebene Schmerz erklärbar. Versagt die Sperre, die vor der Säure schützen soll, dann muß zumindest die Durchblutung sehr stark gesteigert werden, um die Säure im Gehirn zu verdünnen.

Eine erhöhte Säurebelastung kann im Gehirn mit unseren Mitteln nicht nachgewiesen werden. Der Beleg, daß diese Theorie so falsch nicht sein kann, wurde jedoch im Umkehrverfahren erbracht: Eine Behandlung von Migräne-Patienten, die im wesentlichen auf einer Korrektur des Säure-Basen-Haushaltes beruhte, brachte in drei Vierteln der Fälle einen sehr guten bis guten Erfolg. Ein auf dem Gebiet der Migräne führender Hochschuldozent, selbst Migräniker, hatte sich einer derartigen Behandlung unterzogen und auf einem Kongreß berichtet, daß er ein knappes halbes Jahr keine Anfälle erlitten habe. Dann aber, nach mehreren Ausrutschern im Hinblick auf den Säurenspiegel, seien doch wieder Anfälle aufgetreten.

Eine Säure-Basen-Therapie bringt eine belegbare Besserung, in einigen Fällen sogar Heilung.

Nur eine langfristige Umstellung kann helfen

Hier wird deutlich, daß bei allen Säurekrankheiten eine langfristige Umstellung der Lebens- und Ernährungsgewohnheiten notwendig ist, um die Krankheit dauerhaft zu besiegen. Der Migränepatient muß Manager seiner Krankheit werden und sich auch zu anfallsfreien Zeiten als Migräniker sehen. Die Anfälligkeit gegenüber Säure, die sich bei ihm gerade an den Blutgefäßen des Gehirns auswirkt, wird er weitgehend behalten. Je großzügiger jedoch die Alkalireserve ausfällt, desto eher können kleinere Entgleisungen abgefangen werden. Mancher Migränepatient hat gelernt, schon auf die kleinste Andeutung eines Migräneanfalls ein Basenpräparat einzunehmen. Begleitet von einigen anderen Maßnahmen kann damit ein Ausbruch des Anfalls gestoppt werden. Allerdings gelingt das regelmäßig erst, wenn während eines stationären Kuraufenthaltes eine nachhaltige Entsäuerung vorgenommen

Lassen Sie es nicht bei einer vorübergehenden Anfallsfreiheit bewenden!

wurde. Auf dieser Basis aufbauend genügen dann nicht selten schon die kleineren Kunstgriffe, um die Migräne zu beherrschen.

Muskelkater

Der Muskelkatarrh ist ein Exempel zur Säure-Basen-Theorie.

Muskelkater wurde uns dazu gegeben, daß wir uns von den Mechanismen und der Notwendigkeit der Säure-Basen-Therapie leicht persönlich überzeugen können. Beim Muskelkater läßt es sich zweifelsfrei nachvollziehen, daß Säure im Muskel erst Ermüdung, dann Schmerzen und Verhärtungen bewirkt.

Zum Muskelkater kommt es immer dann, wenn sich übermäßig viel Milchsäure (Laktat) im Muskel anhäuft. Der Weg, wie dieser Vorgang abläuft, wurde auf Seite 42 f. beschrieben.

Bewegung ist in der Säure-Basen-Therapie sehr wichtig.

So traurig es ist: Wer bis zum Muskelkater trainiert hat, der hat zuviel getan. Nicht selten hat schon ein ordinärer Muskelkater die besten Vorsätze unterminiert, und der solchermaßen Geplagte warf bereits nach dem ersten Anlauf, sich nun endlich einmal mehr zu bewegen, frustriert das Handtuch. Also sollten Sie immer langsam beginnen, immer darauf achten, daß Sie noch die Nasenatmung einhalten oder sich mit Ihrem Sportpartner unterhalten können. Denn Bewegung ist ein ganz zentraler Punkt im Entsäuerungsprogramm. Zum einen, weil Bewegung die Atmung vertieft und so einerseits mehr Kohlendioxid abgeatmet werden kann, wodurch sich der pH-Wert in die basische Richtung verschiebt, zum anderen weil die roten Blutkörperchen besser mit Sauerstoff versorgt werden, und für jedes im Gewebe abgegebene Sauerstoffmolekül die Pufferkapazität steigt.

Es konnte gezeigt werden, daß sich alleine durch einen Spaziergang der pH-Wert im Plasma in Richtung eines alkalischeren Wertes verschiebt. Durch die vermehrte Tendenz zur Übersäuerung erkennt der Organismus aber auch die Notwendigkeit, seine Puffersysteme zu verbessern. Er baut sich also unter dem Anreiz »Bewegung« eine größere Alkalireserve auf. Damit sind Sie auch gegen andere Säureangriffe als solche aus dem Muskelgewebe besser gewappnet; die Tasse Kaffee oder die sieben Fleischklopse von Muttern können dann schon einmal besser verkraftet werden.

Machen Sie einen Diätfehler einmal durch Bewegung wett!

Gewichtszunahme nach dem Jogging

Ein interessantes Phänomen können Sie bei Muskelkater zusätzlich beobachten: Der Körper versucht, Säuren auch dadurch unschädlich zu machen, daß er sie verdünnt. Das heißt, bei übersäuerten Muskeln wird Flüssigkeit im Gewebe zurückgehalten, die anderenfalls rasch ausgeschieden worden wäre. Ein Blick auf die Waage bestätigt Ihnen diesen Vorgang! Schon mancher, der endlich mal abnehmen wollte und ganz vernünftig seine Diät mit einem Bewegungspensum ergänzte, erlebte eine böse Überraschung: Nach Tagen kargen Mahles und gehöriger Kasteiung in Joggingschuhen schlug der Zeiger an der Waage noch weiter aus! Da das Gewicht aber nur durch vermehrte Flüssigkeitseinlagerung ansteigt, ist das nicht weiter schlimm. Das Verkehrte wäre, jetzt aufzugeben. Die Flüssigkeit wird schnell ausgeschwemmt, wenn die Säure beseitigt wird.

Zwei Pfund mehr nach dem Sport? Machen Sie sich nichts draus!

Müdigkeit (s. chronische Müdigkeit)

Myogelosen

Bei Nacken-, Schulter- und Rückenschmerzen sind meist Myogelosen im Spiel.

Myogelosen sind Verquellungen und Verhärtungen der Muskeln aufgrund eines zu hohen Säuregehaltes im Gewebe. Sie entstehen dadurch, daß die Zell- und Zwischenzellsubstanz ihre Struktur unter Säureeinfluß ändert. Sie gelangt vom flüssigen Sol- zum eher festen Gelzustand. Im Gelzustand ist der Stofftransport im Gewebe erschwert, wodurch sich noch mehr Säuren anhäufen, so daß sich ein Teufelskreis anbahnt. Die Säuren bewirken Schmerzen, die Verhärtung verhindert, daß wir uns wie gewohnt bewegen können. Wenn die Bewegung zusätzlich schmerzt, dann nimmt die Bewegungsfreude noch mehr ab. Die Myogelose wird zum bleibenden Zustand. Der Muskel verkürzt sich, die Nachbarbewegungen laufen nicht mehr harmonisch ab, und schließlich mündet der Prozeß beispielsweise in ein Wirbelsäulensyndrom, bei dem der gesamte Rücken schmerzt.

Der Säuregriff sollte Sie überzeugen.

Sie sollten gleich einmal testen, ob sich bei Ihnen auch schon ähnliches anbahnt: Greifen Sie einmal das Muskelpaket, das seitlich vom Hals in Richtung äußeres Schlüsselbein läuft. Es ist der Muskel, den Sie sich intensiv massieren, wenn »die Schultern verspannt sind«. Fühlen Sie einmal: ist der Muskel hart oder elastisch? Schmerzt er beim beherzteren Anfassen?

Der beschriebene Griff ist der sogenannte Säuregriff. Fast alle Büromenschen und »Schreibtischtäter«, fast alle Menschen mit den »leichten« und »mittelschweren« Tätigkeiten reagieren mit »Autsch«, testet man diesen Bereich. Der Weg von diesem Erlebnis zur Einsicht, etwas für den Säure-Basen-Haushalt tun zu müssen, ist dann bei vielen Menschen meist nicht mehr weit.

Verquellungen werden nicht nur in den Muskeln, sondern auch im Bindegewebe beobachtet. Hier ist der gleiche Mechanismus am Werk. Das Bindegewebe ist der Depositionsort für belastende Säuren.

Neurodermitis

Neurodermitis ist eine Überempfindlichkeit der Haut, die den Allergien zugeordnet wird. »Neuro« bedeutet einen Zusammenhang mit den Nerven. Oft wird beobachtet, daß nur das Versorgungsgebiet eines bestimmten Nervenastes von der Hautveränderung betroffen ist, besonders bei Kindern. Charakteristisch sind hier beispielsweise nässende Ausschläge an den Beugen der Knie- und Ellenbogengelenke. »Dermitis« heißt Entzündung der Haut. Typische Auslöser der Neurodermitis sind bestimmte Nahrungsmittel (fast alle sauer!), Infekte (Umstellung auf eine saure Stoffwechsellage!) und ganz allgemein Streß und psychische Belastungen (saure Stoffwechsellage!). Die Krankheit kommt immer von innen, es liegt kein Pflegefehler vor, wenn sie plötzlich wieder aufflackert. Besonders junge Mütter machen sich Vorwürfe, sie hätten die Haut des Babys nicht genug gepflegt und greifen noch beherzter in den Cremetiegel. Damit macht man es oft aber nur noch schlimmer, weil die Haut nun noch von außen aufgeweicht wird und sich Keime ungehindert einen Weg bahnen können.

Die Neurodermitis kommt von innen und sollte von innen behandelt werden.

Der Verzicht auf die auslösenden Nahrungsmittel ist sinnvoll. Welche Auslöser es nun eigentlich sind, ist meist schon schwieriger herauszufinden. Besonders bei Kindern zeigt sich ein Ausschlag aber oft schon innerhalb einer oder weniger Stunden, so daß man noch gut zurückverfolgen kann, welches Nahrungsmittel oder Getränk als verdächtig angesehen werden muß.

Führen Sie ein sorgfältiges Ernährungsprotokoll.

Eine konsequente Säure-Basen-Therapie verbessert die Pufferkapazitäten und damit die Regulationsfähigkeit in der Haut. Die üblichen Auslöser einer Übersäuerung sollten zwar wo immer möglich gemieden werden, aber unabänderlicher Streß oder drohende Infekte sollten der Anlaß sein, gezielt den Säure-Basen-Haushalt zu stärken. Vor allem die Ausscheidungsorgane sollten unterstützt werden, damit die Haut als zweite Niere (s. S. 33) geschont wird, denn alle über die Haut ausgeleiteten Säuren und anderen Abfallstoffe reizen natürlich zusätzlich. Das ist auch daran erkenntlich, daß die Ekzeme oft besonders dort auftreten, wo man viel schwitzt.

Verhindern Sie, daß Säuren über die Haut ausgeleitet werden müssen!

Anders als bei Allergien wie umschriebener Nahrungsmittelallergie oder Heuschnupfen, bei denen die Überempfindlichkeit gegen ein bestimmtes Allergen über Jahre erhalten bleibt, ändert sich die Empfindlichkeit bei Neurodermitis. Was kleine Kinder mit sofortigem Ausschlag beantworten, stecken sie einige Jahre später ohne Symptome weg.

Ohrensausen s. Tinnitus

Orangenhaut s. Cellulitis

Osteoporose

Die Knochen beherbergen reichlich Puffersubstanz.

Was die von außen zugeführte Säure sichtbar an den Zähnen bewirkt (s. Abschnitt »Karies«), das findet in ähnlicher Form auch an den Knochen statt. Die Knochen sind aus Kalziumphosphat als anorganischem Bestandteil und aus organischen Bestandteilen wie z.B. Kollagen aufgebaut. Das Kalzium bietet einen unerschöpflich erscheinenden Vorrat an Puffersubstanz, wenn Säure abgepuffert werden muß. Im Verlauf der Jahre nimmt die Knochensubstanz jedoch ab. Wird diese Tendenz durch chronische Übersäuerung verstärkt, dann wird die kritische Belastbarkeit des Knochens irgendwann unterschritten, und es kommt durch eine geringfügige Krafteinwirkung von außen zur Knochenfraktur, zum Bruch.

Vorbeugen schon in jungen Jahren ist wichtig

Bei Frauen ist die Knochensubstanz weniger gut ausgebildet als bei Männern. Fällt zudem noch nach den Wechseljahren der Östrogenspiegel ab, der sich positiv auf die Knochensubstanz auswirkt, dann treten rasch die typischen Osteoporoseschmerzen auf. Im Alter ist der Knochenstoffwechsel verlangsamt. Jetzt noch reparierend eingreifen zu wollen, kann keine hundertprozentig befriedigenden Ergebnisse mehr bringen. Deshalb sollte der Osteoporose frühzeitig vorgebeugt werden.

Die weiblichen Hormone beeinflussen den Knochenstoffwechsel.

Da am Knochenaufbau maßgeblich das Vitamin D beteiligt ist, das bei Sonneneinstrahlung in der Haut gebildet wird, gehört regelmäßiger Aufenthalt im Freien zur Osteoporosevorbeugung dazu. Pralle Sonne muß wegen der Gefahr eines späteren Hautkrebses allerdings vermieden werden. Ein halbstündlicher Spaziergang täglich, bei dem Gesicht und Hände der Sonne ausgesetzt sind, reichen für die Vitamin-D-Bildung aus.

Ohne Sonnenlicht kein ausreichender Knochenaufbau.

Der nächste Faktor, der für den Erhalt des Knochens wichtig ist, ist die Beanspruchung. Ein nicht geforderter Knochen bildet sich zurück. Reichliche Bewegung führt zur Stärkung des Knochens (mit Ausnahme der Bewegung in Schwerelosigkeit, aber mit diesem Problem haben Leser dieses Buches sicher weniger zu kämpfen).

Beanspruchen Sie Ihre Knochen!

Kalzium – wo kommt es vor?

Dann muß natürlich die Kalziumzufuhr ausreichend sein, sonst steht keine Substanz zum Aufbau des Kalziumphosphats zur Verfügung. Muß das Kalzium aber zur Pufferung von Säuren herhalten, steht es dem Knochenaufbau nicht zur Verfügung. Die Kalziumaufnahme kann also nicht unabhängig vom Säure-Basen-Haushalt gesehen werden.

Wer braucht wieviel Kalzium am Tag?
Junge Erwachsene 1000 mg
Erwachsene 900 mg
Ältere Menschen 800 mg
Schwangere 1200 mg
Stillende 1300 mg

Auswahl kalziumreicher Heilwässer mit mehr als 300 mg Kalzium pro Liter

Bad Dürrheimer Bertolds-Quelle
Bad Mergentheimer Albert- und Karlsquelle
Bad Niedernauer Römerquelle
Elisabethquelle
Ensinger Schillerquelle
Förstina Sprudel
Fortuna Quelle
Fuldataler Mineralbrunnen
Göppinger St. Christophorus-Sauerbrunn
Imnauer Apollo
Luisen Brunnen
Marco-Quelle
Mühringer Heilwasser

Kalziumreiche Nahrung

Käse enthält durchschnittlich 300-1000 mg Kalzium in 100 g (je härter der Käse, desto höher der Kalziumgehalt)
Vollkorngetreide ca. 60-70 mg/100 g
Sojabohnen ca. 200 mg/100 g
Bohnen ca. 100 mg/100 g
Haselnüsse, Mandeln ca. 200-250 mg/100 g
Sesamsamen ca. 800 mg/100 g
Brokkoli ca. 100 mg/100 g
Grünkohl ca. 200 mg/100 g
sonstiges Gemüse durchschnittlich 20-60 mg/100 g
Fleisch ca. 20-40 mg/100 g

Kalzium ist reichlich in Käse, vor allem in Hartkäse vorhanden. Allerdings gehört Käse zu den säuernden Nahrungsmitteln. Hier muß abgewogen werden. Bei einem ohnehin schon übersäuerten Organismus muß Käse sorgfältig »dosiert« werden. Im Hinblick auf den Kalziumhaushalt sollte dann aber lieber auf andere säuernde Nahrungsmittel wie Fleisch verzichtet werden. Eine Möglichkeit der Kalziumzufuhr sind auch kalziumreiche Heilwässer.

Die bisherige vorbeugende Behandlung, die eine ausreichende Kalziumaufnahme und reichlich Bewegung an der frischen Luft umfaßt, muß also unbedingt um den Aspekt der Regulierung des Säure-Basen-Haushaltes erweitert werden. Bei eingetretenen Osteoporoseschmerzen kann das weitere Fortschreiten durch die genannten Maßnahmen verhindert werden. Wenn die Verordnung von Medikamenten notwendig wird, sollte dennoch diese Behandlung als Begleitbehandlung weitergeführt werden.

Die Säure-Basen-Therapie ist unerläßliche Basisbehandlung.

Parodontose

Die Parodontose ist eine Schwächung des Zahnhalteapparates, die dazu führt, daß die Zähne ausfallen. Meist ist es jedoch eine sogenannte Parodontopathie, eine entzündlich überlagerte Veränderung des Zahnhalteapparates, die zur Zahnlockerung und zum Verlust der Zähne führt. Auch hier bewirkt eine Säure-Basen-Therapie eine Festigung des Zahnfleisches, die entzündliche Reaktion wird vermindert oder sogar beseitigt. Zunächst einmal sollte der pH-Wert des Speichels in den basischen Bereich angehoben werden. Das gelingt schon durch sehr gutes Kauen, denn Kauen regt die Speichelproduktion an. Rohes Gemüse wie Karotten und Kohlrabi können als Kautrainer die-

Ähnlich wie die Karies gehört die Parodontopathie zu den Säurekrankheiten.

Stecken Sie sich Kirschkerne ein!

nen. Kaugummi ist nicht ganz problemlos, denn das Kauen signalisiert dem Magen, nun komme gleich Arbeit auf ihn zu, woraufhin er Säure ausschüttet. Da sie nicht benötigt wird, kommt nur unnötig die Koordination der Verdauung durcheinander. Besser wäre beispielsweise das Lutschen auf Kirschkernen, denn es regt die Speichelproduktion an, reizt aber ansonsten die Verdauungsdrüsen nicht.

Ist der Speichel-pH-Wert angehoben, also weniger sauer, dringt weniger Säure von außen an Zahnfleisch und Zähne. Damit ist aber noch nicht das innere Gewebsmilieu hergestellt. Hierzu wäre eine gründliche Entsäuerung notwendig.

Die Beobachtung, daß Parodontopathien häufig bei Genußmittelmißbrauch, bei Infektionskrankheiten, bei Zeitumstellungen u.a. auftreten, weist schon auf den Zusammenhang mit einer erhöhten Säurebelastung hin.

Pilzinfektionen

Pilze können sich ausschließlich bei gestörtem Milieu einnisten.

Pilzinfektionen (s. auch Candida-Mykosen des Darms) sind immer ein deutlicher Hinweis für ein gestörtes inneres Milieu. Keine Pilzinfektion ohne Stoffwechselstörung! Selbst, wenn sich jemand immer nur im Schwimmbad eine Pilzinfektion einhandelt, sonst aber nie, können die Pilze sich nur vermehren, wenn sie ideale Bedingungen vorfinden. Paradoxerweise ist es hier so, daß ein intakter *Säure*schutzmantel die Pilze von der Invasion abhalten kann. Werden allerdings übermäßig viele belastende Säuren und andere Stoffe, die der Körper unbedingt loswerden muß, über die Haut ausgeschieden, leidet natürlich das lokale Milieu, die Haut wird weniger widerstandsfähig und kann Pilze nicht mehr abwehren. Ein therapeutischer

Weg besteht demzufolge darin, die Funktion der anderen Ausscheidungsorgane zu stärken, so daß nicht auf den Ausweg Haut zurückgegriffen werden muß. Wird gleichzeitig eine gründliche Entsäuerung vorgenommen, ist weiteren Pilzinfektionen der Riegel vorgeschoben.

Eine Behandlung von innen ist gründlicher als das Auftragen von Cremes und Lotionen.

Pilzinfektionen der Scheide werden oftmals vom Darm her unterhalten. Hier ist eine gründliche Darmsanierung also besonders notwendig, die aber Bestandteil jeder tiefgreifenden Entsäuerungstherapie ist.

Raynaud-Syndrom

Das Raynaud-Syndrom ist durch plötzliches Abblassen einzelner oder aller Finger oder Zehen gekennzeichnet. Es handelt sich um eine ähnliche Störung des engen Zusammenspiels zwischen Nerven und Blutgefäßmuskeln wie bei Migräne, auch hier tritt gewissermaßen ein Krampf der Blutgefäßmuskulatur auf. Schmerzen und Gefühlsstörungen begleiten dieses Leiden, das bei chronischem Verlauf zum Absterben der versorgten Gebiete führen kann. Auch hier besteht der Sinn des Säure-Basen-Ausgleichs darin, die Überempfindlichkeit, die bei erhöhtem Säureanfall im Gewebe immer gegeben ist, zu dämpfen.

Säuren verstärken die Überreaktion der Blutgefäße.

Reizdarm

Unter diesen Begriff fallen verschiedene Symptome und Beschwerden, die in der konventionellen Medizin keinem anderen umschriebenen Krankheitsbild wie dem Morbus Crohn oder der Colitis ulcerosa zuzuordnen sind. Das Reizdarmsyndrom ist gekennzeichnet durch Durchfälle, Verstopfungen, Koliken, Verdauungsstörungen durch Gärung und ähnliche Symptome. Weder Röntgenuntersu-

Organische Veränderungen werden bei Reizdarm nicht gefunden.

chung noch Darmspiegelungen und Gewebsentnahmen bringen faßbare Befunde. Dennoch leiden die Patienten oft sehr, zumal das Reizdarmsyndrom oft über Jahre besteht.

Wer gereizt ist, muß geschont werden, ob es sich um den Chef handelt oder um den Darm. Allerdings übertreiben es manche Menschen mit der Schonung des Darms so weit, daß sie nur noch substanzlose Krankenkost zu sich nehmen. Damit wird die Darmfunktion noch weiter geschwächt. Eine Behandlung unter dem Aspekt der Entsäuerung bringt hier regelmäßig sehr gute Erfolge. Hierzu muß das Säure-Basen-Gleichgewicht aber von seinem zentralen Störherd, dem Darm her, gründlich saniert werden.

Der Darm hat von allen Organen die größte Kontaktfläche mit der Umwelt.

Darmleiden sind natürlich einer Beeinflussung über die Nahrung besonders gut zugänglich, denn der Darm hat eine riesige Kontaktfläche mit dem Nahrungsbrei. Durch Einstülpungen, Ausfaltungen und kleinste Bürstensäume kommt die Oberfläche des Darms auf etwa 300 Quadratmeter. Alles, was mit der Nahrung an diese Fläche herangetragen wird, kann sich positiv oder negativ auswirken. Bei Darmleiden muß ganz besonders der Satz des Hippokrates gelten, der sinngemäß sagt: »Laßt die Nahrung eure Medizin sein und die Medizin eure Nahrung«.

Ernährung ist Nahrung und Verdauung

Ernährung wird aber nicht nur durch den Faktor Nahrungsmittel gewährleistet, sondern auch durch den Faktor Verdauung. Die Ernährungsgewohnheiten können dem Zusammenspiel der verschiedenen Verdauungsvorgänge entgegenkommen oder es empfindlich stören. Bei Reizdarmsyndrom ist daher nicht nur eine spezielle »Diät« im Sinne einer bestimmten Nahrungszusammensetzung anzuraten, sondern vor allem auch eine vernünftige Eßkultur. Dem Ausgleich des oftmals sehr stark übersäuerten Milieus im Darm dienen beide Maßnahmen gemeinsam.

Gut gekaut ist halb verdaut!

Die F.X. Mayr-Kur

Ein Behandlungskonzept, das sich allgemein zur Entsäuerung bewährt hat, ganz besonders aber bei Reizdarmsyndrom, ist die Mayr-Kur. Der österreichische Internist Dr. Franz Xaver Mayr befaßte sich eingehend mit Verdauungsstörungen und Darmleiden. Auf seiner jahrzehntelangen Erfahrung resultiert seine F.X. Mayr-Kur, deren gedankliches Gebäude auf den Säulen Säuberung, Schonung und Schulung des Darms beruht. Da der Darm mit den dazugehörigen Verdauungsdrüsen darüber entscheidet, welche Nähr- und auch welche Schadstoffe in den Körper gelangen und ihm damit überhaupt erst verfügbar gemacht werden können, ist die Mayr-Kur als Behandlungsbasis für jede Art von Funktionsstörungen und Krankheiten geeignet.

Die Mayr-Kur hat sich zu Entsäuerung sehr bewährt.

Sie ist insofern Bestandteil einer Entsäuerungstherapie, als die Behandlung nach Mayr wieder ein normales Milieu im Darm herstellt und die Überschwemmung des Körpers mit Gärungssäuren auf ein zuträgliches Maß herunterdrosselt.

Wie kommt es zum Reizdarm?

Bei Reizdarmsyndrom findet der Weitertransport des Nahrungsbreies nicht im zeitlich angemessenen Rahmen statt. Entweder stockt der Nahrungstransport (Verstopfung), dann kann der Nahrungsbrei übermäßig gären. Die dabei entstehenden Säuren können wiederum reizend auf die Darmwand reagieren und sie entzünden. Nun wird sie durchlässiger für Moleküle, die nicht in die Blutbahn geraten sollten. Bei stärkerer Entzündung kann der Nahrungsbrei dann beschleunigt abtransportiert werden, was zu Durchfall und damit zu einem Mineralienverlust führt, da der Dickdarm nicht mehr genug Zeit hat, die Mineralstoffe zu resorbieren. Übrigens wird auch bei vielen Abführmitteln die Reizwirkung ausgenutzt: Etliche Abführmittel enthalten starke Säuren, die der Darm mit der Alarmreaktion »schnellster Abtransport nach außen« beantwortet. Dieses Wechselspiel zwischen Verstopfung und Anstacheln der Darmtätigkeit führt im Lauf der Zeit zur übermäßigen Reizung des Darmes, zur chronisch entzündlichen Darmkrankheit und schließlich zu einem immer schwerwiegenderen Versagen der geordneten Darmtätigkeit. Dieser Prozeß bleibt nicht auf den Darm beschränkt, da die Darmschleimhaut durchlässig wird für Stoffe, die sie eigentlich abfiltern sollte. Zudem kommt es durch den Anfall der Gärungssäuren zu einer Übersäuerung sämtlicher Gewebe, die schrittweise ebenfalls in ihrer Funktion beeinträchtigt werden.

Bei Reizdarm entgleisen die gut eingespielten Verdauungsvorgänge.

»Schonung« ist das oberste Prinzip

Diese Prozesse können nur unterbrochen werden, wenn der Darm konsequent gereinigt und für einen begrenzten Zeitraum geschont wird. Schonung bedeutet, ihn von seinen Aufgaben als Verdauungsorgan zu entbinden, und das wiederum bedeutet Fasten. Anschließend folgt ein sorgfältiger Nahrungsaufbau, der sich immer streng daran orientiert, was der Darm zu leisten vermag. Es findet also gewissermaßen ein gezieltes Stufentraining der Darmfunktion statt.

Schicken Sie den Darm durch Fasten auf Urlaub.

Die Mayr-Kur wirkt also entsäuernd, weil sie die Gärung im Darm auf ein normales Maß reduziert. Allerdings ist es bekannt, daß beim Fasten ebenfalls vermehrt Säuren gebildet werden, weil körpereigene Substanz abgebaut wird. Und die ist, ebenso wie tierische Lebensmittel, säurebildend. Dennoch führt am Fasten kein Weg vorbei. Heute ist, anders als zu Mayrs Zeiten, die Übersäuerung des Körpers schon so weit fortgeschritten, daß das Fasten mit einer ernstzunehmenden Übersäuerung einherginge, zumindest in den ersten Tagen. Daher werden hier ganz gezielt Basen ergänzt. Das Fasten kann so gefahrloser durchgeführt werden und führt schneller zum gewünschten Ziel.

Während des Fastens sind Basen besonders wichtig.

Die Einzelheiten der Mayr-Kur werden im Buch desselben Autors beschrieben (Gesunder Darm – Gesunder Mensch. Die F.X. Mayr-Kur. Mit Anleitung zur Milch-Semmel-Diät. TRIAS, Stuttgart). Warum unter dem Stichwort »Reizdarm« so ausführlich darauf eingegangen wird, ist die Tatsache, daß heute fast jeder Mensch an einer chronischen Darmschädigung leidet, meist jedoch, ohne es zu wissen.

Verdauungsstörungen werden als Bagatellkrankheiten abgetan, weil die Funktion des Magen-Darm-Traktes im Vergleich zur Funktion des Herzens, der Leber oder des Gehirns unwichtig zu sein scheint. Dabei ist er jedoch für die Logistik, den gesamten Nachschub, verantwortlich und damit ist er für den Menschen das, was die Wurzel für den Baum darstellt. Ebensowenig wie die meisten Pflanzen in saurem Gärungssumpf wachsen können, kann der Organismus gedeihen, dessen Wurzeln (Darmzotten) in übersäuertem Schlamm gründen. Von allen Säurekrankheiten ist diese Darmübersäuerung aber am wenigsten durch die Einnahme eines neutralisierenden Basenpräparates zu beheben, da es die empfindlichen pH-Werte in den einzelnen Abschnitten des Magen-Darm-Traktes stören würde. Hier ist nur eine gründliche Terrainsanierung durch Säu-

Der Darm ist die Wurzel der Pflanze Mensch.

berung, vorübergehende Entlastung (Schonung) und Neueinstudierung der Verdauungsvorgänge von der Pike auf erfolgversprechend. (Wie die F.X. May-Kur genau abläuft, lesen Sie auf S. 159). Die Behandlungserfolge sind bei dieser Kur, bei der es nicht ohne die aktive Mitarbeit des Patienten geht, dafür bestechend.

Rheuma

Lassen Sie durch einen Arzt klären, an welcher speziellen Rheumaform Sie leiden.

Der Begriff »Rheuma« ist ungenau. Fachleute sprechen von Krankheiten des rheumatischen Formenkreises, zu denen verschiedene entzündliche Krankheiten der Muskeln und Gelenke zählen. Im Volksmund wird alles als Rheuma bezeichnet, was mit reißenden Gelenk- und Muskelschmerzen einhergeht und teilweise auch die Beweglichkeit einschränkt. Im folgenden soll unter »Rheuma« vor allem der sogenannte Weichteilrheumatismus abgehandelt werden. (Bezüglich »Gelenkrheumas«, s. Arthritis, Seite 56). Weichteilrheumatismus ist ein Sammelname für verschiedene schmerzhafte Zustände am Unterhautgewebe, an Muskeln, Sehnen und unter Umständen auch an den Nerven. Meist ist auch die Funktion dieser Weichteile gestört.

Wärme lindert Rheuma, denn sie vertreibt Säuren.

Rheuma im landläufigen Sinne wird verschlimmert durch Kälte und Nässe, in etlichen Fällen auch durch Genuß bestimmter Nahrungsmittel. Die schmerzhafte Bewegungseinschränkung beruht auf einer verhärteten Muskulatur und entzündlichen Veränderungen im Gelenkspalt. Ähnlich wie bei der Myogelose beschrieben, sind die Eiweißstrukturen im Muskelgewebe unter Säureeinfluß starr geworden. Nach einer gewissen Übung lassen die Schmerzen nach, denn durch die Bewegung der Muskulatur wird vermehrt Blut antransportiert, das die Säuren entfernen kann. Da ein Großteil der Säuren in der Nacht aus der Blutbahn eliminiert wird, scheint es einleuchtend zu sein, daß gerade morgens die Muskelsteifigkeit besonders ausgeprägt ist: Die Säure, die nicht durch die Nieren ausgeschieden werden konnte, wurde in das Bindegewebe und die Muskulatur, evtl. auch in Sehnen und gelenknahe Bandstrukturen verschoben.

Bei Rheuma ist der »Einlaufschmerz« typisch.

Schulmedizinisch wird die Säuretheorie als Grundlage der Rheumaschmerzen nicht anerkannt. Keine Einwände gibt es allerdings gegen die Überlegung, daß Schmerzen mit erhöhtem Säurespiegel vergesellschaftet sind. Auch eine basenbetonte Diät erwies sich bei Rheuma (sogar beim Gelenkrheuma, nicht nur beim Weichteilrheuma) in drei Vierteln der Fälle als wirksam, ohne daß dies schulmedizinisch ausreichend erklärt werden kann. Betrachtet man diesen Effekt unter dem Aspekt des Säure-Basen-Haushaltes, wird der positive Einfluß der Obst- und Gemüse-Diät offenkundig: gegenüber einer normalen Mischkost ist sie weitaus basenhaltiger.

Wissenschaftlich ist die positive Wirkung einer basenreichen Ernährung belegt.

Auch Fastenperioden verbesserten Rheuma nachweislich. Hier ist ebenfalls der entsäuernde Effekt als Erklärung heranzuziehen, in diesem Fall über eine Verminderung der im Darm entstehenden Gärungssäuren.

Noch frappierender ist die Wirkung pflanzlicher basischer Drogen wie Brennessel und Löwenzahn. Sie erwiesen sich als ebenso geeignet in der Therapie des Rheuma wie das sogenannte Rheuma-Basistherapeutikum Resochin. Alle genannten Beobachtungen lassen nur den Schluß zu, daß eine Säure-Basen-Therapie das Rheuma verbessern kann. Sie erhärten aber auch die Vermutung, daß eine übermäßige Säurebelastung die Grundlage der rheumatischen Erkrankung ist und durch eine Lebenswei-

Auch pflanzliche Arzneimittel können helfen.

se, die den Säure-Basen-Haushalt berücksichtigt, ein Rheumatismus vermieden werden kann.

Rheumatisches Fieber gehört unbedingt in ärztliche Behandlung.

Einige rheumatische Erkrankungen treten als Folge einer Infektionskrankheit auf, z.B. das akute rheumatische Fieber. Sie werden als allergische Reaktion auf Fremdeiweiße aus Infektionserregern aufgefaßt. Aber auch hier liegt die Vermutung nahe, daß die Übersäuerung im Zusammenhang mit der Infektion den Grundstein für das dann entstehende rheumatische Fieber legt. Hier steht eine naturheilkundliche Säure-Basentherapie allerdings nicht als Alternative, sondern allenfalls als Begleitmaßnahme zur konventionellen Therapie zur Verfügung.

Rosazea

Früher wurde diese Veränderung als »Kupferfinnen« bezeichnet.

Die Ursache der Rosazea liegt im Dunklen, folgt man den gängigen Lehrbüchern der Hautheilkunde. Diese Hautkrankheit, die fast ausschließlich das Gesicht befällt, tritt meist im fünften, seltener im vierten Lebensjahrzehnt auf und erinnert teilweise an die Akne. Charakteristisch sind Hautrötungen und -schuppungen, Papeln, Pusteln und erweiterte Äderchen. Interessanterweise ist schon lange ein möglicher Zusammenhang zu Magen-Darm-Störungen bekannt. Auch übermäßiger Alkoholgenuß wurde bei einigen Patienten mit Rosazea häufiger beobachtet.

Die Rolle der Alkoholentstehung im Darm

Eine gründliche Darmsanierung ist hier nicht nur unter dem Aspekt des Säure-Basen-Haushaltes sinnvoll. In diesem Buch wurde der Schwerpunkt bewußt auf Probleme im Zusammenhang mit dem Säurestatus des Gewebes gelegt, aber selbstverständlich können natürliche Vorgänge nicht völlig losgelöst von benachbarten Abläufen betrachtet werden. Im Falle der Rosazea spielt sicherlich nicht nur eine Übersäuerung des Gewebes eine Rolle, sondern vor allem auch die Bildung anderer »Gifte«, die vom Darm ihren Ausgang nimmt. Bisher wurden Sie mit der Bildung von Gärungssäuren im Darm bekannt gemacht. Bei Fehlbesiedlung des Darms mit Bakterien und Hefen werden jedoch auch Alkohole gebildet, ganz ähnlich der Alkoholbildung bei der Mostbereitung.

Der Darm als Schnapsbrennerei?

Da aber verschiedenste Keime an der Gärung beteiligt sind, besteht ein Gemisch aus Alkoholen, Säuren und anderen schädlichen Stoffen, die ins Blut aufgenommen werden. Zucker aus Traubenmost wird unter guten Kellerbedingungen in Äthylalkohol vergoren, unter ungünstigen Bedingungen jedoch zu giftigem Methylalkohol. Derartige giftige Alkohole entstehen auch bei einer geschädigten Darmflora, und es tritt eine sogenannte Selbstvergiftung aus dem Darm ein. Die Alkoholbildung im Darm aus völlig alkoholfreien Nahrungsmitteln ist übrigens einer der wesentlichen Gründe, warum in der Bundesrepublik keine Null-Promille-Grenze gefordert wird: Der Genuß von Salat muß ja noch erlaubt sein.

Legen Sie Wert auf Fuselalkohole?

Die Rosazea ist ein Paradebeispiel dafür, was die Gifte aus einer fehlerhaften Verdauung der Nahrung an der Haut anrichten. Der immer schon vermutete Zusammenhang zu Magen-Darm-Störungen kann ganz zwanglos mit der Selbstvergiftung aus dem Darm erklärt werden. Übrigens wissen viele Menschen nicht, daß ihr Verdauungssystem nicht ordnungsgemäß funktioniert, weil weder Darm noch Magen Beschwerden verursachen. Hier kann die Diagnostik nach Mayr (s.S. 118) so gut wie jeden Mitmenschen überzeugen, wie es wirklich um sein Verdauungssystem steht.

Schmerzen

Schmerzen sind der Schrei des Gewebes nach Abtransport der Säuren. Eher harmlose Schmerzen treten beim Muskelkater auf, aber auch beim »eingeschlafenen« Bein. In beiden Beispielen erleben Sie selbst, wie sich die Anhäufung von Säuren in Geweben bemerkbar macht.

Schalten Sie das Warnsignal »Schmerzen« nicht einfach aus, ohne Konsequenzen zu ziehen!

Schmerztherapie gehört immer in die Hand des Arztes, auch wenn es sich »nur« um Kopfschmerzen handelt, denn Schmerzmittel selbst können ihrerseits wieder Schmerzen auslösen (das bekannte Aspirin enthält die Azetylsalizyl*säure*, die zwar gut und zuverlässig wirkt, aber eben selbst eine Säure ist). Vor allem bei chronischen Schmerzen sollte als erste Therapie nach ausführlicher Diagnostik eine Behandlung im Sinne der Säure-Basen-Therapie versucht werden, eventuell begleitet von Schmerzmedikamenten. Die meisten Schmerzmedikamente unterliegen der Gefahr der Suchterzeugung und können mit schweren Nebenwirkungen einhergehen. Deshalb ist eine naturgemäße Therapie des Säure-Basen-Haushaltes unbedingt zu versuchen. Aber bitte niemals auf eigene Faust, denn Schmerzen sind ein Warnsignal des Körpers, dessen Ignorieren sich bitter rächen kann!

Schwitzen, übermäßiges (Hyperhidrosis)

Bei Schwitzen ist das Säureventil Haut geöffnet.

Übermäßiges Schwitzen ist unangenehm. Inzwischen suggeriert zum Glück keine Werbung mehr, daß Schwitzen isoliere und daher unbedingt unterdrückt werden müsse. Aber diese Ansicht lebt noch in den Köpfen weiter.

Die Haut als zweite Niere kann Belastendes ausscheiden. Tut sie es, dann ist das ein Hinweis darauf, daß im Körper ein Übermaß an Schlackenstoffen anfällt und die anderen

Ausscheidungsorgane bereits überfordert sind. Das Schwitzen zu unterbinden, würde aber bedeuten, daß sich über Gebühr weitere Gifte im Körper anhäufen können.

Paradox: viel Schwitzen hilft gegen das Schwitzen

Nicht nur Säuren kann die Haut loswerden, sondern auch Mineralstoffe (Natrium) und Schadstoffe. Sie sollte in dieser Tätigkeit unbedingt unterstützt werden. Ein Antiperspirant, das die Schweißsekretion verhindert, und der Verzicht auf vernünftige Trinkmengen verstärken das Problem nur. Die Behandlung muß umgekehrt laufen: Das Schwitzen muß angeregt werden mit reichlichen Trinkmengen, Stärken der Hautfunktion, evtl. auch Schwitzpackungen oder Saunabesuchen. Daneben sollte die Aufnahme von belastenden Stoffen so weit wie möglich gedrosselt werden, allen voran die säurebildenden Nahrungsmittel. Die Funktion aller übrigen Ausscheidungsorgane muß gestärkt werden (Niere, Lunge, besonders aber auch Darm, Leber und Galle). Die Stärkung der Funktion aller Verdauungsorgane bewirkt nicht nur eine stärkere und bessere Giftausschwemmung, sondern verbessert auch das innere Milieu des Darms, so daß weniger Gärungssäuren gebildet werden.

Unterstützen Sie das Schwitzen bestmöglich, um die übermäßige Transpiration zu behandeln!

Stärken Sie die Leber mit einem Artischockenpräparat (z.B. tapar SL® forte).

Unangenehme Hautausdünstungen werden übrigens besonders bei Fastentherapien beobachtet. Auch hier sind sie ein Hinweis darauf, daß durch Fastentherapie sehr viele belastende Stoffe frei werden und endlich aus dem Körper eliminiert werden können.

Stimmungsschwankungen

»He, bist du sauer?« Welche Frage könnte es besser auf den Punkt bringen, daß Stimmungsschwankungen und der

Säure-Basen-Haushalt eng miteinander verquickt sind? Skeptikern schlage ich immer einen Test vor: Sie sollen abends einen großen Teller mit gärungsfreudiger Rohkost verzehren und berichten, wie sie am nächsten Morgen drauf sind. Mit großer Regelmäßigkeit erwachen sie knurrig und miesepetrig, jedenfalls wesentlich unausgeglichener als sonst. Wie kommt das?

Die abendliche Rohkostplatte vermiest die Laune.

Abends ist der Verdauungstrakt überhaupt nicht mehr gut zur Arbeit aufgelegt. Am Abend und in der Nacht hat die Niere absoluten Vorrang bei ihrer Arbeit, den Säure-Basen-Haushalt zu korrigieren. Morgens ist der Urin immer sauer, weil die Niere vor allem nachts Säuren ausscheidet. Macht ihr nun der Verdauungstrakt einen Teil des Blutes abspenstig, kann sie weniger gut arbeiten und weniger Säuren ausscheiden. Das ist der eine Teil des Rohkost-Tests.

Auch hier spielen Fuselalkohole eine Rolle.

Der andere wiegt möglicherweise noch schwerer: Da der Darm keine Vorfahrt hat, arbeitet er nur mit verminderter Kraft. Er kann die Rohkost nicht ausreichend aufschließen, so daß sie der Gärung anheimfällt. Bei der Gärung entstehen Säuren und Fuselalkohole. Und die wirken sich auch ganz unmittelbar auf die Stimmung aus. Zudem ist der Schlaf weniger tief, die Erholungskomponente kommt zu kurz, und auch das bewirkt den Stimmungseinbruch.

Die Rolle des Nervensystems

Unabhängig davon ist bei erhöhtem Säurespiegel das sympathische Nervensystem aktiver als das parasympathische. Die Säure führt zur Reizung, auf psychischem Gebiet wie auch auf körperlichem: Die Sensibilität ist erhöht, die »Sprungbereitschaft«, der Muskeltonus und der nervale Erregungsgrad in bestimmten Gebieten des Nervensystems.

Sie kennen es von sich selbst: Wer müde ist, denkt nicht mehr so schnell, wer sich den Magen vollgeschlagen hat und damit seinen Parasympathikus aktiviert hat, den bringt so schnell nichts aus der Ruhe. Wer jedoch übersäuert ist, der ist auf der Sympathikus-Seite, und den kann die Fliege an der Wand völlig aus dem Konzept bringen. Die ständig erhöhte Bereitschaft führt dann über kurz oder lang zur Erschöpfung und damit auf seelischem Gebiet zur Depression. Bei Stimmungsschwankungen sollte also auch immer dem Säure-Basen-Haushalt Beachtung geschenkt werden.

Tennisellenbogen/Andere Überlastungssyndrome

Bei Überbeanspruchung von Muskeln und Gelenken gebietet es die Vernunft, dem betroffenen Körperteil Schonung zu gewähren. Das allein ist allerdings oft unbefriedigend, weil eine reine Schontherapie oft recht lang dauert. Beschleunigt wird die Heilung durch das Wiederherstellen eines angemessenen pH-Wertes im Gewebe, der durch die Überbeanspruchung regelmäßig erhöht ist. Meine Patienten sind nicht selten erstaunt, wenn sie wegen eines Tennisellenbogens auf ihren geliebten Kaffee verzichten sollen. Wer aber die Zusammenhänge des Säure-Basen-Gleichgewichtes durchschaut, der weiß, daß er auch bei einem lokalen Überlastungssyndrom mit Gewinn auf säurebildende Nahrung verzichtet.

Kürzen Sie die Schondauer durch Säure-Basen-Therapie ab!

Thrombosen, Thrombophlebitis

Bei einer Thrombose klumpen sich in einer Vene rote Blutkörperchen zusammen und bilden ein Gerinnsel. Diese Gefahr ist schlummernd generell vorhanden, denn der Organismus muß ständig gegen einen übermäßigen Blutverlust gewappnet sein. In den Gefäßen finden im miniaturisierten Ausmaß ständig Verklumpungen und Gerinnselauflösung statt. Wenn Sie sich verletzen, muß sofort eine Blutstillung auf Abruf möglich sein, sie muß aber eng begrenzt werden, damit das Blut nur lokal gerinnt. Eine Gerinnungsbereitschaft ist also ständig vorhanden, aber auch die Gerinnsellöser sind ständig auf der Hut, die Bremse der Gerinnung ist also gewissermaßen gleich eingebaut.

Wie kommt es zu einer Thrombose?

Dreierlei fördert eine Thrombose:
Veränderte Gefäße,
Verlangsamte Strömung,
Erhöhte Gerinnungsbereitschaft.

Reibungslos funktioniert dieses Wechselspiel mit engen Grenzen jedoch nur im normal strömenden Blut. Sind die Blutgefäßwände verändert, können vermehrt rote Blutkörperchen und Blutplättchen anhaften. Ist dann auch noch die Blutströmung verlangsamt, dann kann schnell die Blutgerinnung Oberhand gewinnen, ein Gerinnsel entsteht. Bekannt sind die Risikofaktoren für Thrombosen:
Krampfadern (deren Wände verändert, nicht mehr glatt sind und in denen der Blutfluß verlangsamt ist), Rauchen, Einnahme bestimmter Hormone, die Zeit nach Operationen (hier ist die Gerinnungsneigung insgesamt etwas erhöht, denn die Operationswunden müssen repariert werden) und andere. Leider viel zu wenig beachtet wird aber die Übersäuerung als Mitauslöser. Wie bei den Durchblutungsstörungen im arteriellen Bereich werden die roten Blutkörperchen durch einen zu hohen Säuregrad im Gewebe starr, können sich weniger verformen und neigen viel stärker zur Verklumpung. Unbedingt gehört ein Säure-Basen-Ausgleich also zur Vorbeugung und Behandlung von Thrombosen hinzu.

Thrombophlebitis: Entzündung der Venenwände

Das gilt noch mehr für die Thrombophlebitis, die Entzündung der Venenwände als Folge einer Thrombose. Bei der Gerinnselbildung werden Enzyme frei, die eine Entzündung der Venenwände bewirken. Das ist deshalb so gefährlich, weil sich die Venenwände darunter narbig verändern und eine neue Schwachstelle, die eine Thrombose begünstigt, schon programmiert wird. Die Entzündung kann Venenklappen zerstören und so die Störung des Blutflusses weiter verschlechtern. Wurden Venen durch Thrombose oder Entzündung ganz verschlossen, kann das Blut zwar meist in andere Gebiete des weitverzweigten Venennetzes ausweichen, aber im Abflußgebiet der Vene wird das Gewebe schlechter entsorgt. Im Laufe der Zeit entsteht so die chronische venöse Insuffizienz (insuffizient = nicht ausreichend), unter der das Gewebe »versumpft«, übersäuert. Die Übersäuerung schwächt alle Zellfunktionen, die Zellen sterben schließlich ab, und es kommt zum gefürchteten »offenen Bein«, dem venösen Geschwür (Ulcus cruris). Meist widersteht es sehr hartnäckig der Abheilung. Neben den üblichen Maßnahmen (Anregung des venösen Flusses durch Kompressionsbinden oder -strümpfe, reichlichste Bewegung, um das Abpumpen zu fördern, operative Eingriffe in Form minimal eingreifender miniaturisierter Operationsoptiken und -instrumente) sollte immer auch der Säure-Basen-Haushalt bereinigt werden, um die Pufferkapazität im Blut zu erhöhen. Zur Vorbeugung venöser Komplikationen können Sie ebenfalls sehr viel tun, wenn Sie entsprechend den Gesetzen des Säure-Basen-Haushaltes leben.

Bei chronisch-venöser Insuffizienz nimmt die Übersäuerung rasant zu.

Das Endstadium, das offene Geschwür, sollte immer auch durch Säure-Basen-Therapie behandelt werden.

Tinnitus

Tinnitus ist zum verbreiteten Zivilisationsleiden geworden.

Gelegentliches Ohrensausen hat sicher schon jeder einmal verspürt. Tritt es jedoch als akutes Krankheitsbild auf, muß schnell reagiert werden, um zu vermeiden, daß der Tinnitus chronisch wird, denn chronischer Tinnitus beeinträchtigt die Lebensqualität mitunter sehr stark.

Immer mehr Menschen leiden an diesem offensichtlich durch unsere Lebensweise bedingten Symptom. Betroffen sind eher jüngere Menschen, aber er ist in allen Altersgruppen bekannt. Nicht selten beginnt er im Zusammenhang mit einem akuten Hörsturz.

Die Ursachen sind sicher unterschiedlich. In einigen Fällen scheint ein Virusinfekt des Innenohres der Auslöser zu sein, manchmal ist es eine Gehirnerschütterung oder eine genau definierbare Innenohrkrankheit. Die Ursache sollte der Hals-Nasen-Ohrenarzt abklären. Meistens wird er aber nicht fündig. Bei den nicht klassifizierbaren Fällen wird aber praktisch regelmäßig »Streß« im Zusammenhang gefunden.

Das Innenohr wird durch Perilymphe ernährt.

Streß und Übersäuerung gehen Hand in Hand. Das empfindliche Innenohr wird nicht direkt über Blutgefäße versorgt, sondern über die sogenannte Perilymphe, eine zellfreie Flüssigkeit, die aber wie das Blut alle Nährstoffe zum Innenohr transportiert und die Abfallstoffe entfernt. Ist der pH-Wert des Blutes gestört, reicht die Pufferkapazität nicht aus, so wirkt sich das ebenfalls auf die Perilymphe aus. Mit durchblutungsfördernden Maßnahmen wird in einem hohen Prozentsatz eine Besserung erreicht oder das Ohrgeräusch sogar ganz beseitigt. Die Durchblutungsverbesserung bewirkt einen besseren Abtransport der im Stoffwechsel anfallenden Säuren. Wird der Tinnitus aber dennoch chronisch, sollte nach unserer Auffassung unbedingt auch direkt die Pufferkapazität der Gewebe und des Blutes verbessert werden, da damit die vermutliche Ursache des Tinnitus, eine Minderversorgung des Schneckenorgans, noch unmittelbarer angegangen wird.

Ist der Tinnitus chronisch geworden, vermutet man, daß die Störung nun nicht mehr vom Innenohr selbst ausgeht, sondern daß die Weiterverarbeitung der Innenohrreize fehlerhaft abläuft. Da die Erregbarkeit der Nervenbahnen von einem Gleichgewicht der Mineralstoffe abhängt, ist es durchaus vorstellbar, daß eine unausgeglichene Säure-Basen-Bilanz im Gewebe diese Erregbarkeit stört. Da Säure-Basen-Therapie auf jeden Fall dazu beitragen kann, künftige Mangelversorgungen des Innenohres zu vermeiden, sollte diese Therapie ebenfalls in den Behandlungsplan eingebaut werden.

Bei chronischem Tinnitus ist die Reizverarbeitung gestört.

Übergewicht

Eine Wunderkur wollen wir Ihnen nicht versprechen. Aber auch Übergewicht ist regelmäßig mit Übersäuerung vergesellschaftet. Heißhungerattacken treten nach einem sorgfältig geführten Säure-Basen-Ausgleich nicht mehr auf, Sie kommen aus der Instinktverdrehung (Verlangen nach dem, was schadet) heraus, der Darm funktioniert wieder mit Schwung, die Stimmungsschwankungen, die Sie nach dem Schokoriegel greifen lassen, verlaufen wesentlich gedämpfter, und Sie lernen andere Wohlfühlreize kennen.

Mit einer guten Alkalireserve verschwinden die Pfunde wesentlich leichter.

Die ständige Überflutung und Überreizung des Darms führt dazu, daß keiner der Reflexe mehr funktioniert, der im Zusammenhang mit einer angemessenen Nahrungsaufnahme steht. Der Sättigungsreflex wird überspielt, der gastrokolische Reflex, der den Dickdarm entleert, sobald im Magen Nahrung eintrifft, legt sich zur Ruhe. Das Gleichgewicht zwischen Insulinausschüttung und Zuckerspiegel gerät aus dem Takt, weil beide zwischen Extremen pendeln.

Der Zuckerspiegel schnellt auf und ab wie ein Jojo.

Ein Beispiel:
Wenn Sie Einfachzucker wie unseren raffinierten Rübenzucker essen, dann wird er sehr schnell ins Blut aufgenommen, der Blutzuckerspiegel steigt sprunghaft an. Da er dem Blut schadet (er wirkt übersäuernd), wird eine große Menge an Insulin aus der Bauchspeicheldrüse ausgeschüttet. Sie beseitigt den Zucker aus der Blutbahn, er wird unter Insulineinfluß in die Zellen geschleust. Jetzt fällt er wie auf der Achterbahn wieder in schwindelnde Tiefen ab, es kommt zur reaktiven Unterzuckerung. Diese versucht der Körper aber mit allen Mitteln zu vermeiden, denn das Gehirn ist unbedingt auf Zucker angewiesen. Ein Heißhungergefühl meldet die Unterzuckerung. Sie lechzen nach mehr Süßem. Auf die Dauer läßt sich dieser Mechanismus natürlich auf der Waage ablesen, denn der Genuß zuckerhaltigen Essens sättigt nicht, sondern verursacht im Gegenteil Heißhunger.

Zum Übergewicht treten schwerwiegende Gesundheitsstörungen hinzu.

Wenn es nur um die Waage und die Kleidergröße ginge, wäre das Ganze ein rein kosmetisches Problem. Leider ist es aber so, daß sich auch die Zellen vor einem Überangebot von Zucker schützen müssen. Sie werden unempfindlich (resistent) gegenüber Insulin. Diese Insulinresistenz führt dann zu all den Krankheiten, die bei Übergewicht auftreten:

- zu hohem Blutdruck (Insulin steigert den Blutdruck),
- zur Arterienverstopfung, weil Fette, besonders noch bei erhöhtem Blutdruck, in die Arterienwände gepreßt wer-

den. Auf den Fettstoffwechsel hat Insulin indirekt nämlich ebenfalls Einfluß;
- zur »Alterszuckerkrankheit«, dem Diabetes mellitus Typ II, weil durch die Insulinresistenz der Zellen der Blutzuckerspiegel erhöht bleibt. Daß die Insulinresistenz zuerst da ist und dann erst die Zuckerkrankheit, zeigt sich daran, daß übergewichtige Typ-II-Diabetiker keinerlei Medikamente gegen erhöhten Blutzuckerspiegel mehr brauchen, wenn sie Normalgewicht erreicht haben.

Die Alterszuckerkrankheit ließe sich ausschließlich mit Diät behandeln.

Die regelmäßig zu beobachtende Übersäuerung bei Übergewicht hat an diesen Stoffwechselstörungen mit Sicherheit ebenfalls ihren Anteil, weil sie zusätzlich die empfindlichen Regelkreise stört.

Auch bei Übergewicht bringt eine Entsäuerung Erfolge

In der Therapie des Übergewichtes ist zunächst einmal wichtig, die Verdauungsvorgänge zu ordnen und das übersäuerte Darmmilieu zu bereinigen, damit die Verdauungsreflexe wieder greifen. Die ständige Übersäuerung an der Darmschleimhaut bewirkt, daß erst ein übergroßer Dehnungsreiz sich die nötige Aufmerksamkeit verschaffen kann. Ist die Darmschleimhaut beruhigt und regeneriert, stellt sich auch viel eher wieder das Sättigungsgefühl ein. Die mit Übergewicht fast regelmäßig vergesellschaftete Verstopfung trägt zur Übersäuerung ihrerseits bei, weil im lange im Darm verbleibenden Kot verstärkt Gärungsprozesse ablaufen. Ist die Verstopfung beseitigt, gelangen weitaus weniger Fäulnis- und Gärungsprodukte in den Blutkreislauf, und Wohlbefinden und Vitalität sind schon dadurch ganz deutlich angehoben.

Graben Sie die natürlichen Eßbremsen wieder aus!

Sprechen Sie mit Ihrer Ärztin oder Ihrem Arzt ab, ob sich auch folgende Hungerbremse bei Ihnen eignet: Ein halber

Teelöffel Basenpulver auf ein großes Glas Wasser (250 ml) verscheucht Heißhungerattacken recht zuverlässig. Allerdings muß dieser Baseneintrag von außen sehr wohlüberlegt dosiert werden, weshalb er sich nicht für die unkontrollierte Eigenbehandlung eignet.

Verstopfung s. Übergewicht

Wirbelsäulenbeschwerden (Hals-, Lendenwirbelsäule)

Die Bandscheiben werden durch abgelagerte Säuren angegriffen.

Die Bandscheiben sind aus knorpeligem und faserigem Gewebe aufgebaut, das zu den Geweben mit trägem Stoffwechsel gehört. In diese Gewebe werden belastende Stoffwechselendprodukte wie die Säuren bevorzugt abgeschoben. An der Bandscheibe führt die erhöhte Säurebelastung zur Brüchigkeit und erhöhten Anfälligkeit gegenüber mechanischen Belastungen. Es ist also nicht nur die Beanspruchung des Rückens allein, sondern erschwerend oft auch noch die Stoffwechselstörung in der Bandscheibe, die schließlich zum Reißen des äußeren Bandscheibenrings und zum Hervorquellen des inneren Kerns führt. Drückt die veränderte Bandscheibe auf die umgebenden Nerven, führt das zum berühmten Hexenschuß.

Lernen Sie, mit der Wirbelsäule schonend umzugehen!

Wirbelsäulenbeschwerden sind aber nicht nur durch Bandscheibenprobleme verursacht. Oft ist es eine Übersäuerung des Bindegewebes und der Muskulatur, die den Teufelskreis Schmerzen – Verspannung – Fehlbelastung unterhält. Zunächst müssen die Muskeln gelockert werden, wozu ergänzend auch die Säure-Basen-Therapie geeignet ist. Parallel müssen Fehlbelastungen, oft in detektivischer Kleinarbeit, heraussondiert und beseitigt werden. In der sogenannten Rückenschule werden wirbelsäulenschonende Techniken gelehrt. Eine gewebsentsäuernde

Therapie ist aber auch in dieser Behandlungsphase zur Vorbeugung von Rückfällen wichtig.

Zellulitis s. Cellulitis

Übersicht über die Säurekrankheiten

Als Übersicht sollen hier noch einmal die Säurekrankheiten genannt werden. Dabei sei noch einmal betont, daß im Zusammenhang dieses Buches nicht die im Blut faßbaren Azidosen, sondern die Übersäuerungen im Gewebe gemeint sind, die auf eine entsprechende Korrektur des Säure-Basen-Haushaltes sehr positiv reagieren. Der pH-Wert des Blutplasmas ist wenig repräsentativ für den Säure-Basen-Haushalt. Ein Beispiel: Im Fieber fallen durch den gesteigerten Stoffwechsel vermehrt Säuren im Gewebe an. Als Kompensation ist die Atmung vertieft, vermehrt Kohlendioxid wird abgeatmet, die Bilanz im Blut daher in alkalische Richtung verschoben. Der höhere pH-Wert beruht also auf einem Minus an Säuren, nicht jedoch auf einem Plus an Bicarbonat, das zu einer verbesserten Pufferung im Gewebe notwendig wäre! Wichtiger wäre also noch die vermehrte Bereitstellung von Basen, und die ist nur durch eine zusätzliche Gabe von außen möglich.

Der momentane Blut-pH-Wert ist nicht repräsentativ für den Basenvorrat (die Alkalireserve) im Gewebe.

- Weichteilrheumatismus, Myogelosen, »klassisches« Rheuma beruhen auf Übersäuerungen in Muskeln, Bindegewebe und nur gering am Stoffwechsel teilnehmenden Gelenkstrukturen (Knorpel, Bänder, Gelenkkapseln)
- Arthrosen werden durch Übersäuerung der Gelenkflüssigkeit verstärkt
- Sogenannte vasomotorische Angiopathien, Veränderungen der Blutgefäßreagibilität: Migräne, Spannungskopfschmerz, Tinnitus, Schmerzen bei Durchblutungs-

störungen in Beinen, Raynaud-Syndrom, chronisch kalte Hände und Füße (Vasomotorenspasmus: »Schutz der Gefäßperipherie vor der Säure«)

- Osteoporose, Zahnkrankheiten, vor allem Karies (vergleichbar der Wirkung des sauren Regens auf den Kölner Dom):
  Entmineralisierung der Knochen zur Pufferung überschüssiger Gewebesäuren
- Hautleiden wie Akne, Rosazea, eitrige Hautentzündungen, verursacht durch eine übermäßige Hornbildung, durch geschwächte Immunabwehr in übersäuertem Gewebe
- Pilzerkrankungen auf Haut und Schleimhäuten, also beispielsweise im Darm: gestörtes Säure-Basen-Gleichgewicht im betreffenden Milieu, dadurch u.a. auch »Abwehrschwäche«
- Venenleiden, v.a. Thrombophlebitis, Ulcus cruris (Säure verstärkt die Verklumpungsneigung der roten Blutkörperchen)
- Magen- und Dünndarm-Geschwüre (der Körper muß überschüssige Säure loswerden)
- »Kater«
- Chronische Abwehrschwäche, gehäufte banale Infekte (Funktionsschwäche des Abwehrsystems aufgrund einer Gewebsübersäuerung)
- Chronische Müdigkeit (Säure im Gewebe bewirkt Müdigkeitsgefühl und hält das vegetative Gleichgewicht auf der Seite des Aktivitätsnerven Sympathikus fest), Antriebsschwäche und Stimmungsschwankungen (der Gehirnstoffwechsel wird durch Übersäuerungen beeinträchtigt)
- Steinleiden (Gallengrieß und -steine, Nierengrieß und -steine) mit Ausnahme der Phosphatsteine, die sich in alkalischem Milieu bilden

- Allgemein die typischen »Manager-Krankheiten«, zu denen das Erschöpfungssyndrom, Herzinfarkt, Magengeschwüre und Tinnitus zählen; ihre Basis ist die streßbedingte Übersäuerung, die durch falsche Ernährung noch verschlechtert wird.

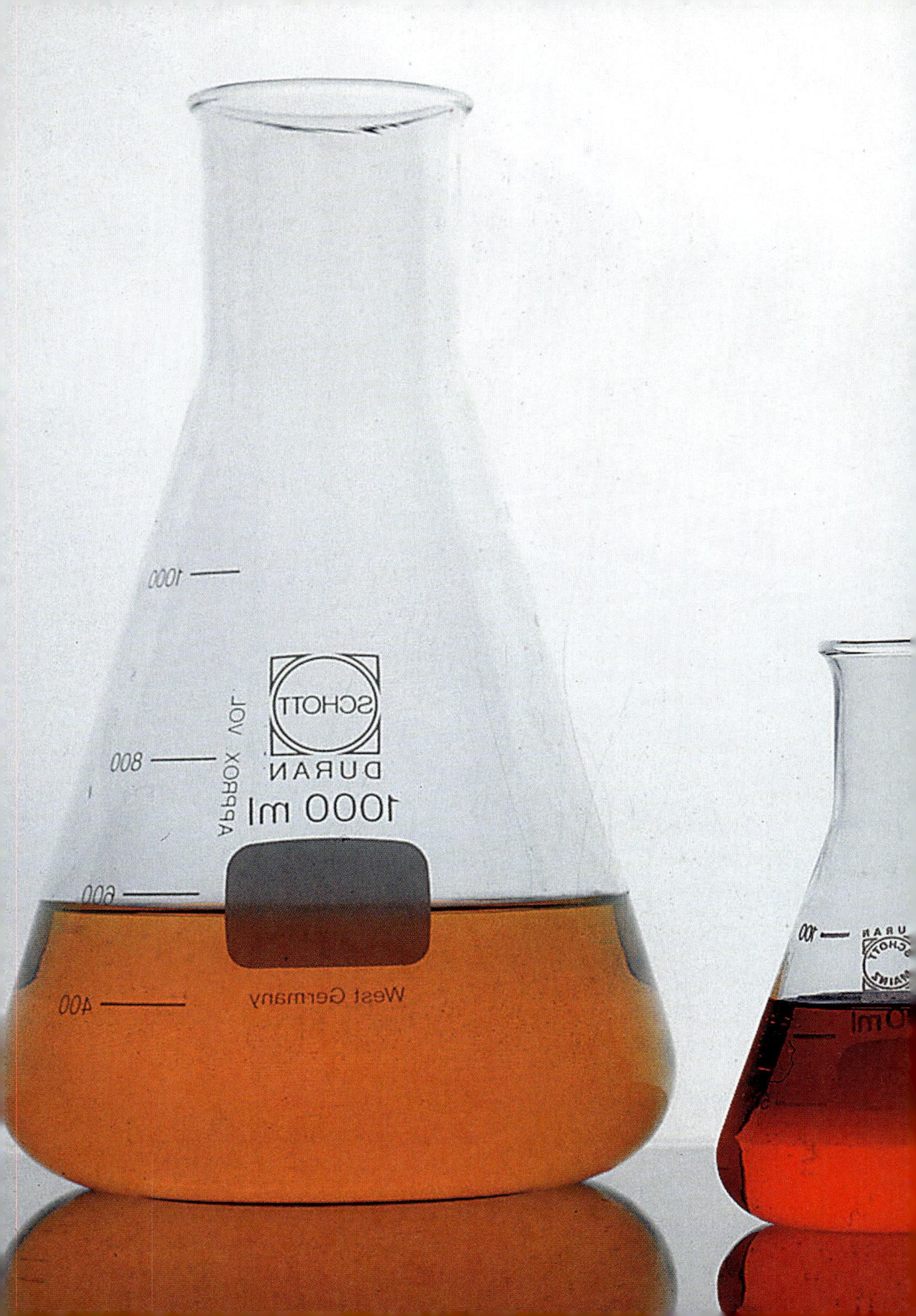
1000
SCHOTT
DURAN
1000 ml
APPROX VOL
800
600
West Germany
400

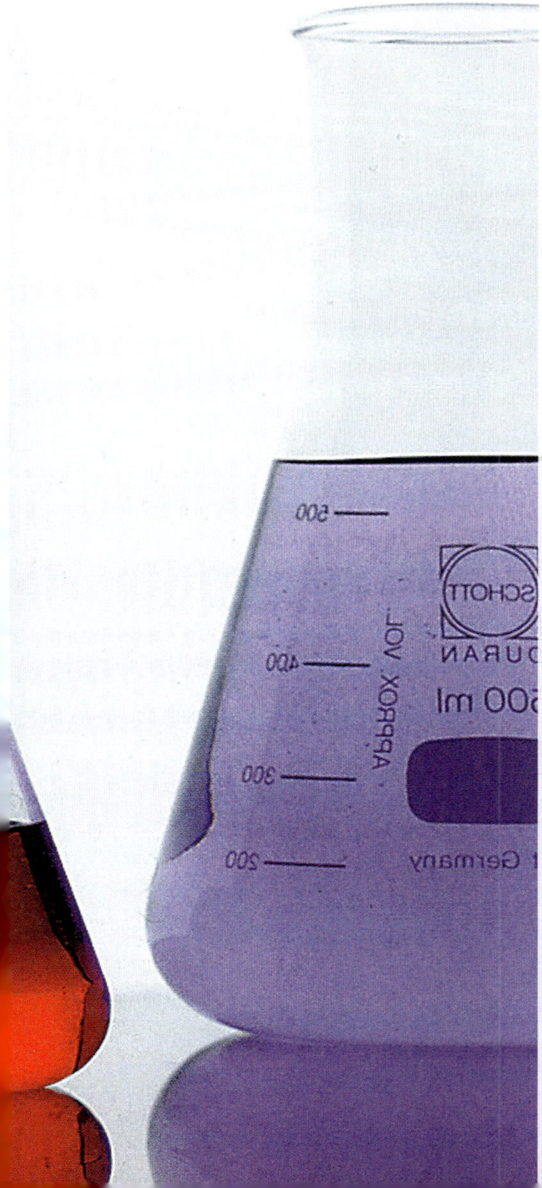

Wie steht es mit Ihrem Säure-Basen-Haushalt?

Eine Selbstdiagnose des Säure-Basen-Haushaltes ist gar nicht so schwer, wenn Sie wissen, worauf Sie achten müssen. Auch die genaueren Testverfahren, die im Labor Auskunft über die Säure-Basen-Balance im Gewebe geben, lernen Sie hier kennen. Am deutlichsten spricht aber immer Ihr Wohlbefinden für die Säure-Basen-Diagnose!

Tabletten als bequemste Behandlungsform?

Die große Vielfalt der Krankheiten und Befindensstörungen, die auf eine Gewebsübersäuerung zurückzuführen sind, scheint es angeraten sein zu lassen, einfach durch Einnahme entsprechender basischer Valenzen die Übersäuerung zu »neutralisieren«. Es gibt jedoch auch Krankheitsbilder, die auf einen zu hohen Basengehalt zurückzuführen sind. Mit Ausnahme seltener Hormonstörungen sind sie meist durch Medikamente von außen herbeigeführt. Dazu gehört zum Beispiel das Milch-Alkali-Syndrom, das früher nicht selten bei der Behandlung der Magengeschwüre beobachtet wurde. Hier wurde Natriumbicarbonat in großen Mengen gegeben, um die Magensäure zu neutralisieren. Da der Körper aber darauf eingespielt ist, einen bestimmten pH-Wert im Magen aufrechtzuerhalten, produzierte er sofort neue Säure, die ebenfalls wieder gepuffert werden mußte. Es waren also hohe Dosen an Natriumbicarbonat notwendig, die sich dann über kurz oder lang im Blut bemerkbar machten. Auch der reichliche Genuß von Milch, einem leicht alkalischen Lebensmittel zur Neutralisation der Säure, führte zu diesem Syndrom und gab ihm den Namen. Die Folge waren Steinbildungen und schwere Störungen im Mineralstoffhaushalt. Da Basenpräparate also nicht völlig harmlos sind, ist eine sorgfältige Diagnostik notwendig, nach deren Ergebnissen sich die Therapie richten muß.

Frühere Erfahrungen mahnen zur Vorsicht.

Welches Testverfahren ist das richtige?

Genauere Methoden sind Urinmessungen, die aber etliche Proben umfassen und unter bestimmten Bedingungen gewonnen sein müssen. Auch im Blut sind Bestimmungen und Berechnungen möglich, um einen Rückschluß auf die Verhältnisse im Gewebe ziehen zu können. Auf alle diese Möglichkeiten soll im folgenden genauer eingegangen werden.

Leider ist es nicht so einfach, daß man einmal beispielsweise den pH-Wert im Harn mißt und nun erschöpfend Bescheid weiß. Einen einzelnen Teststreifen als diagnostische Richtschnur kann man also völlig vergessen. Die Messung im Blut ist ebenso wenig aussagekräftig. Weiter oben haben Sie bereits erfahren, daß weder der pH-Wert im Blutplasma repräsentativ für den Säuregrad im Gewebe ist, noch daß er konstant ist. Nach den Mahlzeiten tritt eine Basenflut im Blut auf, gewissermaßen das Spiegelbild der Säuresekretion in den Magen. Im Gewebe selbst läßt sich die Säure ebenfalls nicht ohne weiteres messen.

Die beiden gängigsten Meßmethoden sind die Messung mit dem sogenannten Lackmus- oder Indikatorpapier, das durch eine Farbänderung auf den pH-Wert schließen läßt. Leider arbeitet es nicht in allen Bereichen der pH-Skala gleich gut, im basischen Bereich ist es zuverlässiger als im sauren Bereich. Es werden auch einige Indikatorpapiere angeboten, die nur einen bestimmten Bereich abdecken, beispielsweise von pH 5 bis pH 8. Eine stärkere Übersäuerung des Urins als bis zum pH-Wert von 5 ist damit nicht zu erfassen.

Lackmuspapier erhalten Sie in der Apotheke.

Eine andere Methode ist die Messung per Elektrode. Dazu muß die Elektrode in die zu messende Flüssigkeit eingeführt werden. Im Gewebe müßten die Zellen angestochen werden, sie ändern daraufhin aber sofort ihren pH-Wert, da Mineralstoffe nun frei zwischen dem Raum in der Zelle und außerhalb kommunizieren können. Dadurch ändert sich der pH-Wert sofort.

Die Messung mit Elektrode funktioniert im Reagenzglas, weniger gut bei lebenden Objekten.

Mit diesen beiden Meßmethoden (Indikatorpapier und Elektrode) sind die Möglichkeiten der Praxis bereits erschöpft. Eine genauere Messung des pH-Wertes in Zellen ist allenfalls durch aufwendige Färbungen möglich.

Kritischer Blick und Betasten führen auch zur Diagnose.

Wenn der pH-Wert nicht direkt gemessen werden kann, so gibt es doch zahlreiche Möglichkeiten, indirekt auf den Säure-Basen-Haushalt zu schließen. Dem Arzt und auch Ihnen selbst steht zunächst die Möglichkeit offen, die sichtbaren Gewebe Haut, Schleimhäute und Hautanhangsgebilde sowie das tastbare Unterhautgewebe zu beurteilen.

Die Hautdiagnostik

Die Veränderungen der Haut, der Schleimhäute und des Unterhautgewebes wurden äußerst differenziert von dem österreichischen Arzt und Forscher Dr. F.X. Mayr bereits Anfang des Jahrhunderts beschrieben und allgemein auf eine Anhäufung ausscheidungspflichtiger Stoffwechselendprodukte zurückgeführt. (Genaueres über sein Vorgehen und seine Entsäuerungskur lesen Sie ab S. 159). Im großen und ganzen können diese Veränderungen auch den Säuren angelastet werden, denn sie bilden mengenmäßig den Löwenanteil dieser Abbauprodukte. Weitere Gifte wären noch Fuselalkohole, die wie die Gärungssäuren ebenfalls im Darm entstehen, aber mehr durch ihre direkt giftige Wirkung als durch ihre Ablagerung Schäden anrichten. Auch Umweltschadstoffe werden in Haut, Hautanhangsgebilden wie Haaren und Nägeln und in der Unterhaut abgelagert. Abfallstoffe der Fettoxidation sind die Lipofuszine, die sich als Pigmentflecken (»Altersflecken«) äußern.

Im Unterhautgewebe abgelagerte Säuren machen sich deutlich bemerkbar.

Die Stadien der Hautveränderung

Im Normalzustand ist die Haut rosig, weich und faltenfrei, selbst im höheren Alter. Babyhaut ist gerade so, wie die Haut eigentlich sein sollte. Selbstverständlich wird sie im Laufe des Alters dicker, besonders bei Männern. Ihren rosigen Schimmer, die glatt-weiche Konsistenz und die Spannkraft sollte sie jedoch im Fall der idealen Gesundheit behalten.

Die Haut quillt durch Säuren auf

Die Veränderungen der Haut auf Belastung mit Säuren hin durchlaufen verschiedene Stadien: Zunächst ist gewissermaßen die Alarmbereitschaft erhöht; die Haut versucht, durch gesteigerte Aktivität die Gifteinwirkung auszuwetzen. Die Säuren werden durch Verdünnung abgeschwächt, die Haut quillt dadurch auf und wird prallelastisch, es entstehen Doppelkinn und »Vollmondgesicht«. Meist ist die Haut durch die gesteigerte Durchblutung übermäßig gerötet, die Sekretion ist gesteigert, was im Fall einer gesteigerten Talgdrüsensekretion zu vermehrter Pustelbildung führen kann. Gesteigerte Ausscheidung von Giftstoffen über die Haut beeinträchtigt die Funktion der äußersten Hautschicht, so daß die Abwehr geschwächt wird und sich eitrige Entzündungen, vom kleinen Eiterpickel bis zum Furunkel, bilden können. Der Körpergeruch wird merkbar sauer.

Erstes Übersäuerungsstadium: Volumenzunahme.

Die Haut fällt zusammen und knittert

Das Stadium der gesteigerten Aktivität kann nicht endlos lange beibehalten werden. Hier spielt allerdings auch die Konstitution eine Rolle. Vitale Menschen können sehr lange in diesem Stadium verweilen. Durch die übermäßig pralle Haut sehen sie dann ungerechterweise fast noch jünger aus als ihre gesünderen Mitmenschen. Irgendwann sind jedoch die Kapazitäten erschöpft. Bei wenig vitalen Menschen dauert das Alarmstadium nicht lange, sondern geht rasch in das Stadium der Ermüdung über. Die Haut wird dann fahl, übermäßig faltig und schlaff, aber auch immer dünner bis zur sogenannten Geldscheinhaut: zerknittert und an Papier erinnernd. Das kommt dadurch,

Zweites Übersäuerungsstadium: vorschnelles »Altern«.

Vermeiden Sie, daß sich Säuren im Unterhautgewebe ablagern!

daß nun die Zellregeneration stark verlangsamt und ermüdet ist, die elastischen Fasern verlieren unter der Übersäuerung im Gewebe ihre Elastizität, die eingelagerten Schlackenstoffe verlängern die Transitstrecke zwischen Blutgefäß und Zelle, die allmählich erstickt. An der Kopfhaut zeigt sich verstärkter Haarausfall, denn die Haarbalgzellen brauchen einen regen Stoffwechsel, um angemessen arbeiten zu können. Die äußersten Hautschichten bilden den Schutzstoff Keratin im Übermaß, um wenigstens einen erhöhten mechanischen Schutz von außen zu bieten.

Faltenfrei bis ins hohe Alter?

Säure-Basen-Diät macht Sie schöner.

Mayr behauptete, die Haut müsse bei Gesunden auch im hohen Alter völlig faltenfrei bleiben. Das kann heute nur Widerspruch hervorrufen, denn die Haut wird nicht nur von innen zahlreichen Belastungen ausgesetzt, sondern ebenso von außen. Sonnenstrahlen, Smog, Arbeitsstoffe, übermäßig trockene Heizungsluft setzen der Haut zu und können ebenfalls Veränderungen und vorzeitige Alterung hervorrufen. Genauso einseitig wäre aber auch die extreme Ansicht, die Haut würde nur von außen geschädigt und könne deshalb auch nur von außen, mit Cremes, Ampullen und dergleichen, ernährt werden.

Die Säurediagnostik an der Haut muß also berücksichtigen, ob die Hautveränderungen auch durch äußere Faktoren mit hervorgerufen worden sein könnten. Die Beeinflussung von innen ist auf jeden Fall als viel wichtiger einzuschätzen denn die von außen. Bei Menschen, die sich durch die verhängnisvolle Trias Streß, Kaffee und Rauchen schlank (also »gesund«??) halten, fällt oft die faltige Haut ganz besonders ins Auge. Diese ist weniger eine Folge der Rauchschwaden, in die sie sich einhüllen, sondern der übermäßigen Säurebelastung von innen.

Bevor man nun hämisch auf diese Zeitgenossen schaut, müssen auch ganz bewußt gesund Lebende beim Blick in den Spiegel feststellen, daß Zeichen einer Übersäuerung unübersehbar sind: die roten Wangen, vergrößerte Äderchen und ein gespanntes, gequollenes Gewebe (Stadium der Überaktivität). Sind das die gesunden roten Backen, die man von Rohkost bekommt? Sie erinnern eher an die ungesunde Hautzeichnung von Alkoholkranken. Was stimmt da nicht?

Menschen, die viel Rohkost essen, haben oft erweiterte Äderchen im Gesicht.

Zuviel Rohkost kann schaden

Rohkost hat unbestrittene Vorteile. Sie enthält noch sehr viel mehr Vitamine als gegarte Nahrung. Allerdings sind in rohem Zustand auch Bestandteile wie die Zellulose, Phytinsäure aus der äußeren Keimschicht und andere schwerer verdaulich. Da auch Rohköstler nicht unbedingt gerne auf Süßes verzichten, wird mit Honig oder Apfelkraut gesüßt; die schwer verdaulichen Faserstoffe sind in Verbindung mit dem auch in natürlichen Süßmitteln vorhandenen Zuckern ein willkommener Fraß für die Darmkeime.

Rohkost ist nicht in jedem Fall gesund.

Wird die Rohkost nun auch noch zu einer Zeit genossen, zu der die Verdauungsdrüsen und der Darm wenig aufnahmefähig sind, setzt die Gärung ein, die zur Säurebelastung führt, evtl. bis hin zur chronischen Entzündung des Darms.

Rohkost ist also weder generell nützlich noch generell schädlich. Wird sie nicht angemessen aufgeschlossen, dann kann sie viel Schaden anrichten. So überzeugend die Argumente vieler Rohkost-Begeisterter sind, hier können nur Sie ganz allein feststellen, was Ihnen mit Ihrer persönlichen Enzymausstattung und Verdauungskraft zuträglich ist und was nicht. Bekommen Sie Beschwerden auf

Rohkost hin und bemerken Sie zusätzlich Zeichen einer Übersäuerung an der Haut, so sollten Sie sehr vorsichtig sein. Allgemein wird Rohkost vormittags und mittags besser vertragen; abends nur sehr schlecht. Der abendliche Salat, weil man nur noch etwas Leichtes essen möchte, ist also von diesem Aspekt her wenig angebracht. Meinen Patienten kann ich oft auf den Kopf zusagen, daß sie abends gerne Rohkost genießen.

Schauen Sie in den Spiegel: Welche ist Ihre »Schlafseite«?

Ein weiterer Pluspunkt ist regelmäßig zu gewinnen, wenn ich das Gesicht der Patienten genau untersuche und ihnen sagen kann, auf welcher Seite sie schlafen. Sie können es im Spiegel selbst zu überprüfen versuchen. Betrachten Sie sich die Augenwinkel ganz genau. Sind sie etwas dunkler als die Umgebung? Findet sich eine bräunliche Verfärbung, auf einer Seite stärker als auf der anderen? Die stärker verfärbte Seite ist mit großer Sicherheit Ihre bevorzugte Schlafseite. Die Tränenflüssigkeit scheidet ebenfalls Säuren und Reststoffe aus, die sich im Laufe der Jahre als Verfärbung bemerkbar machen.

Merke!

- Übersäuerungen der Haut mache sich also zunächst in übersteigerter Funktion, vermehrter Durchblutung und einem Quellungszustand bemerkbar, in späteren Stadien durch zunehmenden Funktionsverlust (z.B. Trockenheit, Schuppung), Dünnerwerden und Faltenbildung.

Testen Sie Ihr Unterhautgewebe

Der Jochbogengriff.

Das Unterhautgewebe läßt sich durch Betasten untersuchen. Greifen Sie sich zwischen Daumen und Zeigefinger eine Hautfalte am Jochbogen, dem vorspringenden Knochen unterhalb und seitlich des Auges. Ist das Gewebe dort elastisch? Oder ist es so prall-elastisch, daß Sie es fast nicht greifen können? Läßt es sich schlaff abziehen? Nur im ersteren Fall ist das Unterhautgewebe noch gesund, in den beiden anderen Fällen befindet es sich in den Alarm- bzw. Erschöpfungsstadien.

Das Unterhautgewebe am Gesäß, an Hüften und Schenkeln kann durch Cellulitis verändert sein, ebenfalls ein Zeichen für Übersäuerung. Daß Männer weniger betroffen sind, liegt nicht daran, daß sie weniger übersäuert sind, sondern an der Tatsache, daß hormonelle Bedingungen und die spezifische Form der weiblichen Fettzellen ebenfalls eine Rolle spielen (s. S. 62).

Am Rücken ist das Unterhautgewebe oft verdickt und wenig verschieblich. Auch dies ist ein Hinweis auf eine Übersäuerung. Der Säuregriff, mit dem die Übersäuerung der Muskeln geprüft werden kann, ist auf Seite 84 beschrieben. Selbstverständlich spricht ein schmerzhafter Säuregriff an der Schulter zunächst nur für eine Übersäuerung in diesem Gebiet, nicht in der Muskulatur allgemein. Aber auch die Säuren in einem umschriebenen Bezirk können sich auf den gesamten Stoffwechsel auswirken, da der Säure-Basen-Haushalt ein Bilanzproblem des Gesamtorganismus ist.

Durch Massage können Säuren aus dem Unterhautgewebe freigesetzt werden.

- Auf Übersäuerung des Binde- und Unterhautgewebes sowie der Muskulatur weisen Verhärtungen, Dellenbildungen, geringere Verschieblichkeit und Schmerzen hin.

Merke!

Die im Zusammenhang mit Entzündungen auftretende Überwärmung ist Folge eines gesteigerten Stoffwechsels. Bei gesteigerter Verbrennung fallen immer vermehrt Säuren an, die durchblutungssteigernd wirken und so ihren eigenen Abtransport fördern. Sie verursachen auch die entzündlichen Schmerzen. Bei chronischer Entzündung häufen sich Säuren im Gewebe an und beeinträchtigen den Stoffwechsel, der darauf angewiesen ist, den beteiligten Enzymen einen optimalen pH-Wert zur Verfügung zu stellen.

Merke!

- Schmerzen sind immer ein Anzeichen lokaler Übersäuerung.

Die genannten Zeichen weisen insgesamt auf eine Übersäuerung hin. Die moderne Medizin ist allerdings gewöhnt, Veränderungen nicht nur qualitativ zu beschreiben, sondern auch quantitativ zu messen. Daher wurden Methoden entwickelt, um Störungen oder Änderungen des Säure-Basen-Haushaltes zu quantifizieren.

Messen Sie Ihren pH-Wert im Urin

Je nach Tageszeit liegt der Urin-pH-Wert höher oder niedriger.

Die einfachste Methode, die auch jeder zu Hause durchführen kann, ist die Messung des pH-Wertes im Urin. Dazu brauchen Sie aber eine ganze Rolle oder ein dickes Heftchen Indikatorpapier, das Sie in jeder Apotheke bekommen; einzelne stichprobenartige Messungen bringen gar nichts. Das liegt an den Veränderungen, denen der pH-Wert im Verlaufe des Tages immer unterliegt, an den sogenannten circadianen Schwankungen.

Der pH-Wert bleibt nicht konstant

Auch nach einer sauren Mahlzeit erscheinen Basen im Urin.

Da immer dann reichlich Basen ins Blut übergehen, wenn Magensäure in den Magen abgegeben wird, verändert sich auch der Urin in Richtung des basischen Bereiches zu den Zeiten der sogenannten Basenfluten. Hierfür genaue Uhrzeiten anzugeben, ist nicht sinnvoll, denn die Basenflut hängt vom Zeitpunkt der Nahrungsaufnahme ab. Üblicherweise wird sie morgens, mittags und abends, also jeweils zum Zeitpunkt der Mahlzeiten herum, stattfinden.

Die Basen gelangen auf der Seite der Belegzellen des Magens, die zum Blutstrom hin gewandt ist, ins Blut. Zwar nehmen die großen Verdauungsdrüsen, die Bauchspeicheldrüse und die Drüsen des Dünndarms sowie die Leber große Mengen an Bicarbonat auf, um dann basisches Verdauungssekret abzugeben. Die Basen gelangen aber auch mit dem Blutstrom in die übrigen Gewebe und können dort Säuren neutralisieren. Da jedoch der Blut-pH-Wert während dieser gesamten Vorgänge nicht zu stark in den basischen Bereich abweichen darf, scheidet die Niere Bicarbonat aus. Der pH-Wert wird alkalisch.

Saurer Urin bedeutet nicht unbedingt saurer Körper

Zwischen diesen »Gipfeln« der Basenfluten wird der Urin jedoch wieder sauer, denn durch die Verstoffwechselung der Nahrung, durch die Verbrennungsvorgänge und durch Anfall von Säuren mit der Nahrung gelangt der Stoffwechsel wieder mehr in saure Bereiche. Ganz besonders nachts widmet sich die Niere dann der Ausscheidung der Säuren, so daß das Indikatorpapier am Morgen am sauersten reagiert. Spätestens hieran sehen Sie allerdings, daß »saurer Urin« nicht gleich «saurer Organismus« bedeutet: Nachts, in Ruhe, gewinnt der Vagus, der Ruhenerv des autonomen Nervensystems, die Oberhand über den Sympathikus, den Aktionsnerven. Der Stoffwechsel pendelt etwas mehr in Richtung Alkalinität, und zwar, indem Säuren ausgeschieden werden.

Morgens früh reagiert der Urin immer sauer.

Sie erfahren über die Messung im Urin zwar, ob und wieviel Säuren der Körper ausscheidet, aber nicht, ob der Säuregrad im Gewebe erhöht ist. Eine relativ eindeutige Aussage läßt sich jedoch treffen, wenn über den Tag verteilt alle Messungen im sauren Bereich liegen, also auch unmittelbar nach den Mahlzeiten. Diese sogenannte Säurestarre ist auf jeden Fall als krankhaft anzusehen.

Direkte Rückschlüsse auf den Gewebe-pH sind nicht möglich.

Selbstdiagnose mit Lackmuspapier – so wird's gemacht

Führen Sie 6 Messungen am Tag durch, direkt nach dem Aufstehen, nach dem Frühstück, zwischen Frühstück und Mittagessen, nach dem Mittagessen, zwischen Mittag- und Abendessen, nach dem Abendessen.

Verwenden Sie Indikatorpapier mit Farbumschlag im sauren und im basischen Bereich. Das Indikatorpapier wird kurz in die frisch gewonnene Harnprobe gehalten und der Farbumschlag anhand der mitgelieferten Farbskala beurteilt.

Tragen Sie den erhaltenen Wert in ein Diagramm ein, um eine Kurve zu erhalten. Interessant sind vor allem Vergleiche an Tagen mit unterschiedlicher Belastung: nach sportlicher Aktivität, an einem entspannten Urlaubstag, nach einem Festessen usw.

Vorsicht vor Harnwegsinfekten bei basischem pH-Wert!

Ein basischer pH-Wert kann auch auf eine Bakterienüberwucherung im Urin hindeuten. Die pH-Wert-Änderung durch den Bakterienstoffwechsel ist aber meist verschwindend gering im Vergleich zur Regulation der Niere.

Selbst Meßmethoden der Intensivmedizin helfen nicht weiter.

Die reinen pH-Messungen im Urin sind als Anhaltspunkte zwar interessant, diagnostisch aber nicht ausreichend zu verwerten. Aber auch die in der Intensivmedizin übliche Messung im Blut läßt nur wenige Rückschlüsse auf die Verhältnisse im Gewebe zu. Sie mißt den pH-Wert des Blutes, die Kohlendioxidkonzentration, den Bicarbonatgehalt und errechnet die Pufferbasen im Blut. Ist der Blut-pH-Wert krankhaft verändert, können anhand dieser Daten gezielte Maßnahmen eingeleitet werden, beispielsweise die Gabe von Natriumcarbonat oder, bei maschinell beatmeten Patienten, die gesteigerte Atmung.

Über die Verhältnisse in den Geweben bei normalen Plasma-pH-Werten, die Grundlage vieler Krankheiten und Befindensstörungen sind, gibt diese Messung keine Auskunft. Hier müssen andere Wege beschritten werden, die durch indirekte Rückschlüsse für eine Gewebsübersäuerung oder ein Gleichgewicht des Säure-Basen-Haushaltes sprechen. Interessanterweise ist es sogar so, daß eine Gewebsübersäuerung mit einem Blut-pH-Wert einhergeht, der zu sehr in den basischen Bereich abweicht. Hier versucht der Organismus also, durch erhöhte Alkalinität des Blutes der Gewebsübersäuerung zu begegnen. Würde der basische Blut-pH-Wert durch Säurengabe ausgeglichen, würde sich diese Störung noch weiter verschlechtern.

Der Säure-Basen-Therapeut muß gelegentlich um die Ecke denken.

- Eine Messung des Blut-pH-Wertes gibt nur Auskunft über kompensierte oder dekompensierte Azidosen des Blutes, nicht aber des Gewebes.

Merke!

Der Säure-Basen-Test nach Sander

Liegt der pH-Wert des Blutes im Normbereich, ist die Säureausscheidung im Harn repräsentativ für den Säurenüberschuß im Gewebe. Allerdings interessiert nicht nur der absolute Säuregehalt, sondern noch mehr die Pufferkapazität. Sander, der Begründer der Säure-Basen-Therapie, brachte einen eingehenden Vergleich: Zwei Zeitgenossen bitten Sie, Ihnen 500 DM auszuleihen, denn sie besäßen im Augenblick keinen Pfennig und bräuchten unbedingt gerade diesen Betrag. Wem leihen Sie dieses Geld nun aus? Sie wissen, daß beide pleite sind. Als zusätzliche Information wäre wertvoll zu wissen, über welches Vermögen beide verfügen, ob sie noch anderweitig Schulden haben usw. Wichtig ist also nicht nur der aktuelle Betrag, den Sie ausleihen wollen, übertragen auf das Säure-Problem entspricht er der aktuellen Säureausscheidung, son-

Wem würden Sie Geld leihen?

dern von größerer Bedeutung sind die Aussichten des Schuldners, den Betrag wieder begleichen zu können (im Vergleich also die Pufferkapazität). Deshalb müssen die im Harn ausgeschiedenen basischen Valenzen ebenfalls bestimmt werden.

Ganz so leicht, wie sich das anhört, ist es allerdings nicht. Sander entwickelte die sogenannten AQ- und NAQ-Methoden. Sie berücksichtigten neben den Säuren des Urins auch die Basen und die Veränderung des Harn-pH-Wertes durch die Nierentätigkeit selbst (die Niere kann Säuren aktiv ausscheiden, der erhaltene pH-Wert ist damit nicht mehr repräsentativ für den Gewebs-pH-Wert). Bestimmte Ergebnisse der Sander-Messung werden in Kurven eingetragen, die sich nun mit den Kurven Gesunder vergleichen lassen, um diagnostische Rückschlüsse zu ziehen.

Der Sander-Test ist aufwendig, aber lohnend.

Die Beschreibung der Methode liest sich im Original schon recht umständlich; noch weit unpraktikabler erwies sich die Durchführung in modernen Praxen. Allerdings gelang es in letzter Zeit, das Verfahren wiederzubeleben. Voraussetzung ist allerdings die Zusammenarbeit des Arztes mit einem dafür geeigneten Labor; auch die Patienten sind gefordert, die nach entsprechenden Vorschriften Proben sammeln und sie versenden müssen. Korrekt durchgeführt, ergeben sich hieraus jedoch interessante Befunde, die in eine entsprechende Behandlung münden.

Der Säure-Basen-Test nach Jörgensen

Eine andere diagnostische Methode, die in der Praxis heute weiter verbreitet ist, entwickelte Jörgensen. Nicht über den Umweg der Harnausscheidung, sondern direkt im

Blut soll auf den Säure-Basen-Haushalt der Gewebe geschlossen werden. Erst verschiedene Meßwerte ergeben ein abgerundetes Bild: neben dem pH-Wert des Blutplasmas wird die Pufferkapazität im Blut bestimmt. Hierzu werden einmal dem Blutplasma, ein zweites Mal dem Vollblut definierte kleinste Säuremengen zugegeben und die pH-Wert-Änderung registriert. Diesen Vorgang nennt man Titration. Aus den erhaltenen Kurven kann die Pufferkapazität bestimmt werden, also die Fähigkeit des Blutes, den Säurezusatz zu neutralisieren. Die Pufferkapazität im Vollblut liegt höher, denn die Blutzellen enthalten den Puffer Hämoglobinat.

Mit der Jörgensen-Methode wird die Pufferkapazität gemessen.

Vom Blut auf den Gewebe-pH-Wert schließen

Von Interesse ist bei den chronischen Säurekrankheiten, wie mehrfach geschildert wurde, weniger der pH-Wert im Blut oder in anderen Flüssigkeiten, sondern innerhalb der Zellen und Gewebe. Die roten Blutzellen werden bei der Jörgensen-Methode als annähernde Repräsentanten der übrigen Zellen betrachtet, die Differenz zwischen zellhaltigem Vollblut- und Plasma-pH-Wert als »Intrazellulärpuffer« bezeichnet. Wie wichtig die Unterscheidung zwischen der Pufferkapazität im Blut und innerhalb der Zellen (intrazellulär) ist, zeigt sich bei vielen Patienten, bei denen der Blut-pH-Wert erhöht, also stärker alkalisch ist, die aber dennoch an Säurekrankheiten leiden. In allen diesen Fällen ist der Intrazellulärpuffer erniedrigt oder erschöpft. Eine Behandlung muß die Pufferkapazität in den Zellen anheben und daher trotz des alkalischen Blut-pH-Wertes Basen zuführen. Es versteht sich von selbst, daß eine derartige Behandlung in der Hand des Arztes liegen muß. Eine Lebensweise im Säure-Basen-Gleichgewicht ohne zusätzliche Basenzufuhr kann aber jeder ohne weiteres durchführen, er gewinnt dadurch auf jeden Fall an Gesundheit.

Von der Pufferkapazität im Blut wird auf die im Gewebe zurückgeschlossen.

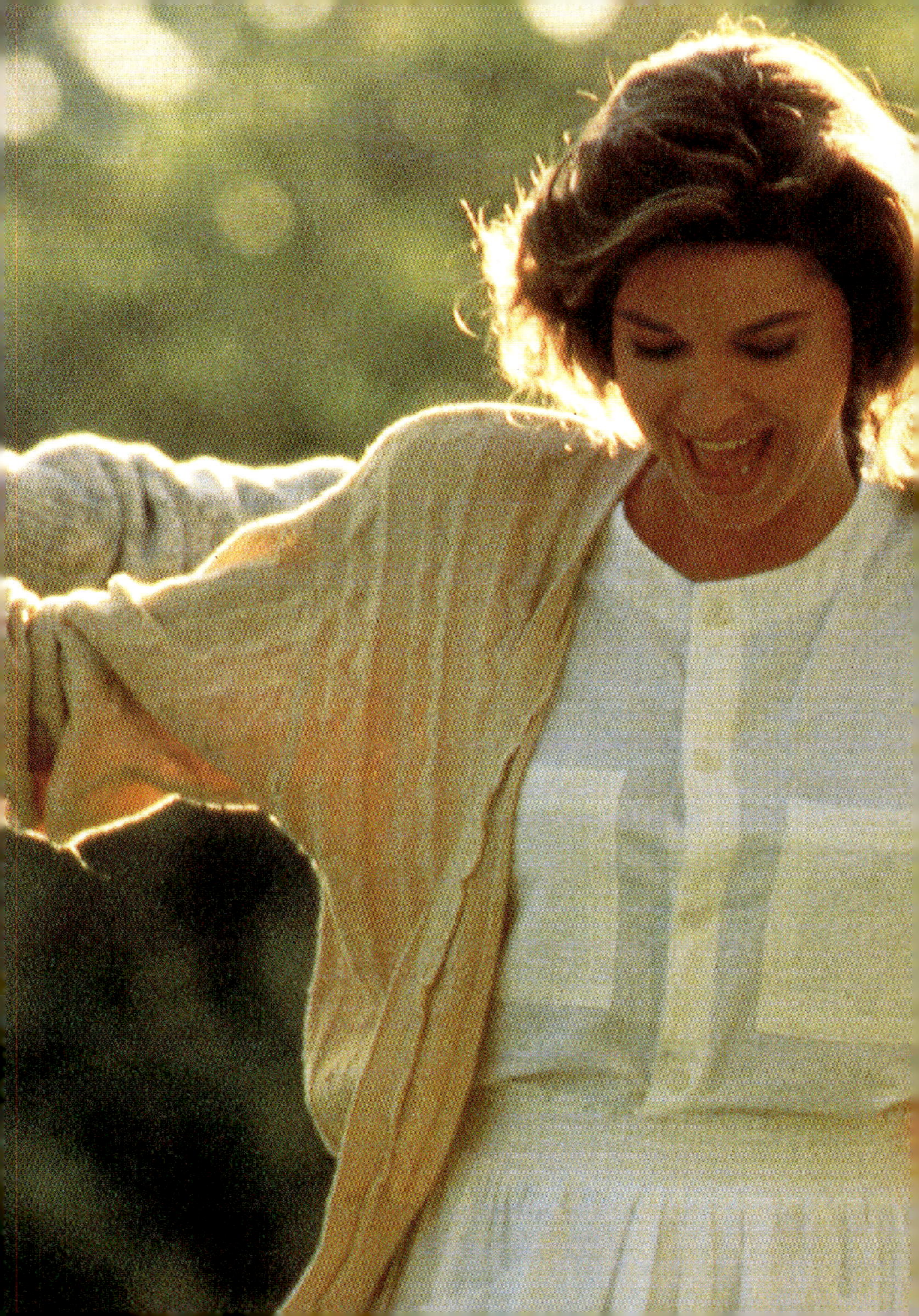

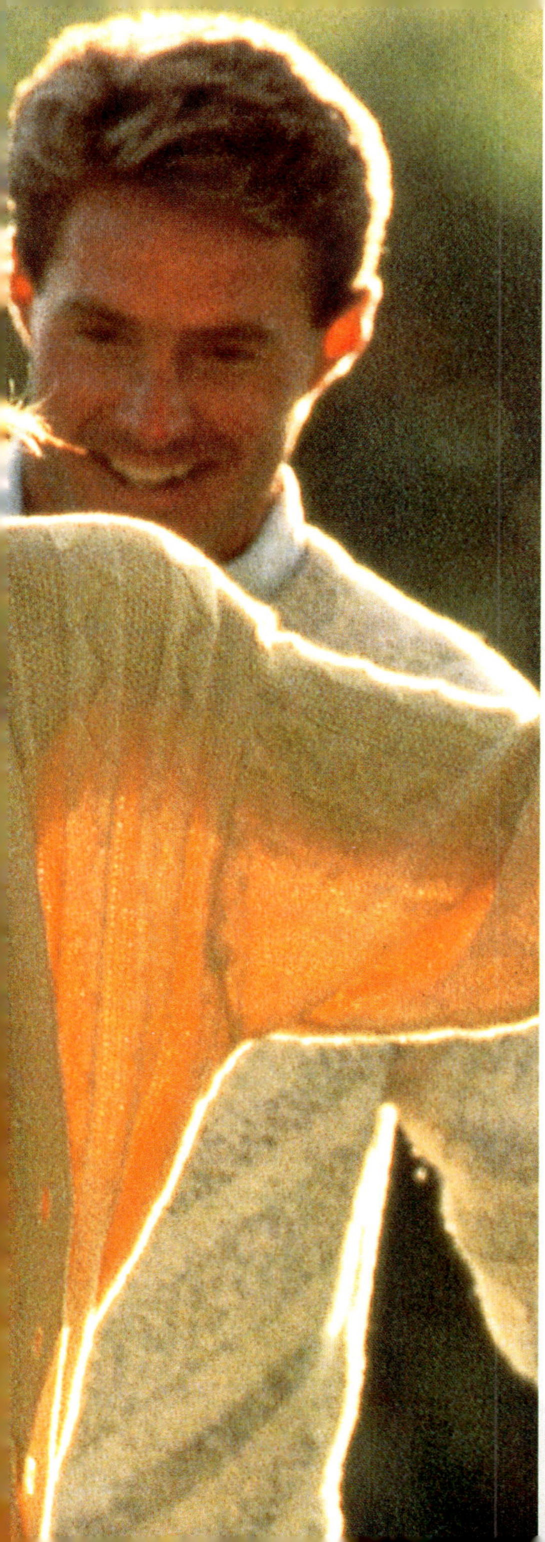

Die Säure-Basen-Balance wiedererlangen

Sie brauchen Ihre Lebensweise nicht völlig umzukrempeln, und Sie sollen sich sogar ganz gezielt etwas Gutes tun. Rücken Sie hier und da Gewohnheiten zurecht, und Sie verbessern Ihre Säure-Basen-Balance wesentlich. Die übermäßige Säurenzufuhr und -bildung lassen sich einfach stoppen, und mit welcher Nahrung Sie besonders viele Basen zuführen, lesen Sie hier ebenfalls.

Bevor Sie nun erfahren, wie Sie Ihren Säure-Basen-Haushalt wieder ins Gleichgewicht bringen, soll noch einmal kurz rekapituliert werden, was zur erhöhten Säurebelastung des Organismus führt.

Kurze Zusammenfassung: Wie kommt es zur erhöhten Säurebelastung?

Säuren werden im Körper ständig gebildet.

Der Hauptteil der Säuren im Körper wird durch Stoffwechseltätigkeit gebildet, ein kleinerer Teil wird durch die Nahrung zugeführt. Eine Sonderstellung nehmen die im Darm durch mikrobielle Zersetzung anfallenden Gärungssäuren ein.

Säuren werden mit der Nahrung zugeführt.

Saure Nahrungsmittel können Basenspender sein.

Nahrung kann säurehaltig oder säurebildend sein. Maßgeblich für die Bilanz im Organismus ist, ob die Säuren leicht flüchtig oder leicht oxidierbar sind, den Organismus daher schnell wieder verlassen (z.B. die Fruchtsäuren aus Obst und Gemüse), oder ob sie im Körper in schwer flüchtige Säuren wie z.B . die Schwefelsäure umgewandelt werden. Auf diese Art kann ein zunächst basisches Nahrungsmittel wie Fleisch nach Abbau zur sauren Bilanz im Körper beitragen. Basische Valenzen müssen immer von außen in den Organismus eingebracht werden.

Die Basenzufuhr ist bei der heutigen Ernährung zu gering.

Die von außen beeinflußbaren Ursachen der Übersäuerung sind:

- verminderte Zufuhr von Basen, dadurch verminderter Abtransport saurer Stoffwechselendprodukte aus dem Gewebe,
- verminderte Zufuhr von Substraten, die im Stoffwechsel benötigt werden (Sauerstoff, Mineralstoffe, Spurenelemente, Vitamine), dadurch vermehrter Anfall von Säuren wie z.B. Milchsäure, da Stoffwechselvorgänge nur unzureichend oder auf »Nebenwegen« ablaufen können

- allgemeine Überaktivität des Sympathikus (»Aktionsnerv« des vegetativen Nervensystems), damit Verschieben der Stoffwechselvorgänge in den sauren Bereich

Die inneren Säurequellen sind

- chronische Gärungsvorgänge im Darm, Fehlleistungen der Verdauungsdrüsen, beispielsweise Überforderung der Bauchspeicheldrüse; damit vermehrte Säurebildung
- Funktionseinschränkung der Nieren, damit verminderte Säureausscheidung
- Sekretionsstörung des Magens (Anazidität): die notwendigen Basenfluten bleiben aus, das Gewebe kann nicht entsäuert werden

Die Überforderung der inneren Organe führt zur Übersäuerung.

Die Behandlungssäulen

Das Wiederherstellen des Säure-Basen-Gleichgewichtes ist nur möglich, wenn verschiedene therapeutische Zahnräder ineinander greifen. Immerhin liegt oft schon eine jahre- oder jahrzehntelange Ausbeutung der Kompensationsmechanismen vor. Folgende Register müssen gezogen werden:

- Die Zufuhr von Säuren verringern (siehe S. 134 ff.)
- Die Bildung von Säuren im Stoffwechsel drosseln (siehe S. 139 ff.)
- Die Ausscheidung von Säuren fördern (siehe S. 141 ff.)
- Den Stoffwechsel normalisieren (siehe S. 157 ff.)
- Basen vermehrt zuführen (siehe S. 161 ff.)

Jede dieser Behandlungssäulen umfaßt wiederum einzelne Schritte. Alle zusammen führen zu einer allgemein gesunden Lebensweise.

Die Zufuhr von Säuren verringern

Zucker verdeckt Säure.

Verpackt in Nahrungsmitteln gelangen Säuren in den Organismus. Sie sind nicht selten getarnt: Entweder sind stark saure Nahrungsmittel wie Fruchtnektare oder Limonaden überzuckert, so daß ihr Geschmack kaum in Erscheinung tritt, oder sie bilden die Säuren erst nach Aufschließen durch die Verdauungsfermente im Körper.

Nahrungsmittel, die selbst sauer sind

Achten Sie darauf, ob Sie saure Lebensmittel vertragen.

Die direkt sauren Nahrungsmittel fallen in der Säurenbilanz meist nicht so sehr ins Gewicht, aber sie greifen den Zahnschmelz an, fördern also Karies. Im Stoffwechsel werden diese Fruchtsäuren, auch die Milchsäure (z.B. in Sauerkraut, Rollmöpsen, gesäuertem Brot) oxidiert und ausgeschieden. Sie lagern sich kaum im Gewebe ab. Was allgemein gilt, muß allerdings nicht auf Sie persönlich zutreffen. Werden Sie selbst diesem Problem gegenüber sensibel; vielleicht stellen Sie fest, daß Ihnen – Oxidation hin oder her – saure Nahrungsmittel generell nicht bekommen. Ist ein Lebensmittel zu sauer, tritt die Darmbarriere in Aktion. Die Darmzotten verweigern die Aufnahme von Säure in zu hohen Konzentrationen, so daß Durchfall auftritt. Er ist ein Schutzreflex und sollte deshalb nicht unterbunden werden. Im Prinzip beruht auch die Wirkung der meisten Abführmittel auf diesem Säurereflex, bei manchen Menschen auch die Wirkung von Joghurt oder anderen gesäuerten Milchprodukten.

Säurebildende Nahrungsmittel

Wichtiger für die Säure-Basen-Bilanz sind also die säurebildenden Nahrungsmittel. Hierunter fällt alles stark Gesüßte, Weißmehl und die Produkte daraus, Fleisch, Käse,

Fisch, aber nur ganz wenige Obst- oder Gemüsesorten. Konserven sind in diese Gruppe einzureihen, weil ihnen bei der Konservierung wichtige Mineralstoffe verloren gingen, die sie in unkonserviertem Zustand für eine basische Bilanz einbringen.

Fisch, Fleisch, Weißmehlprodukte und Eingekochtes ist sauer.

Säurebildend sind weiterhin Alkohole und alle aufputschenden Getränke. Kaffee enthält besonders viele Purine, die die Säurebilanz belasten (Purine werden zu Harnsäure abgebaut), aber auch die sympathikusaktivierende Wirkung des Koffeins verschiebt den Regler in Richtung »sauer«. Colagetränke wirken wegen des reichlich enthaltenen Zuckers und des Koffeins ähnlich sauer. Schwarzer Tee ist nur bei kurzem Ziehenlassen wegen des Koffeins (früher: Tein) säuernd; läßt man ihn fünf Minuten oder länger ziehen, ist er stark alkalisch. Nur wenige Nahrungsmittel sind übrigens neutral. Dazu gehören Fette. Die folgende Abbildung stellt basen-, säurereiche und neutrale Nahrungsmittel zusammen.

Süßigkeiten, Alkohol und Kaffee übersäuert ebenfalls.

Schritte zu einer verbesserten Säure-Basen-Bilanz:

- Reduzieren Sie saure und säurebildende Nahrungsmittel

Im Klartext heißt das:

- Trinken Sie ab heute gleich eine Tasse weniger Kaffee, und verabschieden Sie sich allmählich ganz davon.
- Versuchen Sie, auf Alkohol und süße Getränke weitestgehend zu verzichten. Zumindest sollte Alkohol nicht zum allabendlichen Getränk werden.
- Essen Sie weniger Fleisch und Wurst; dafür sollten die Gemüseportionen üppiger ausfallen.
- Meiden Sie Gemüsekonserven. Der Wochenmarkt bietet in jeder Jahreszeit eine stattliche Auswahl an frischen und meist preisgünstigeren Alternativen.

Sie brauchen nicht radikal mit Ihren Gewohnheiten zu brechen, aber die Tendenz ist wichtig.

Basenreich	(Etwa) Neutral	Säurereich
• Alle Gemüse bis auf Rosenkohl, Artischocke • Pilze • Kartoffeln • Weiße Bohnen • Alle Obstsorten • Soja (Granulat und -produkte • Milch (auch Ziegen-, Schaf-, Buttermilch) • Molke • Kräutertees bis auf säurehaltige wie Malven-, Hagebutten-, Früchtetees	• Mandeln, Haselnüsse Knäckebrot, Zwieback, Vollkornknäcke • Nudeln • Butter, Sahne • alle Kombinationen aus basischen und sauren/säurebildenden Nahrungsmitteln	• Alle Fleisch- und Wurstsorten • Alle Fischsorten, Meeresfrüchte • Milchprodukte: Alle Hartkäse, Quark • Getreide und Getreideprodukte, Brot • Buchweizen • Reis • Erd-, Para-, Walnüsse • Margarine • Rosenkohl • Artischocken • Dosengemüse • Konserviertes Obst (auch Marmelade) • Schokolade, Süßwaren aller Art • Kaffee, Schwarztee • Alkoholika • Alles in Hast Verzehrte!

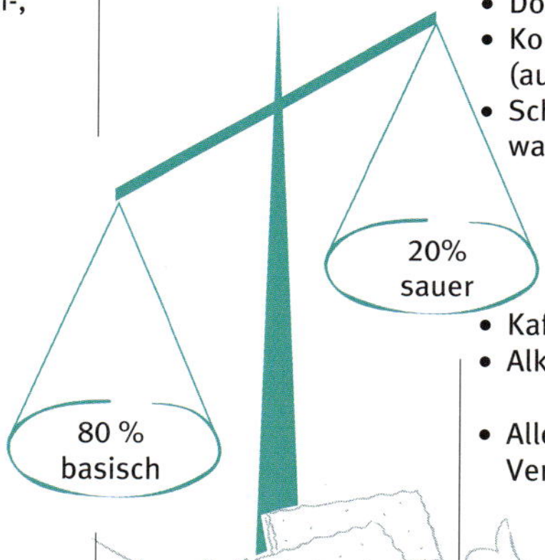

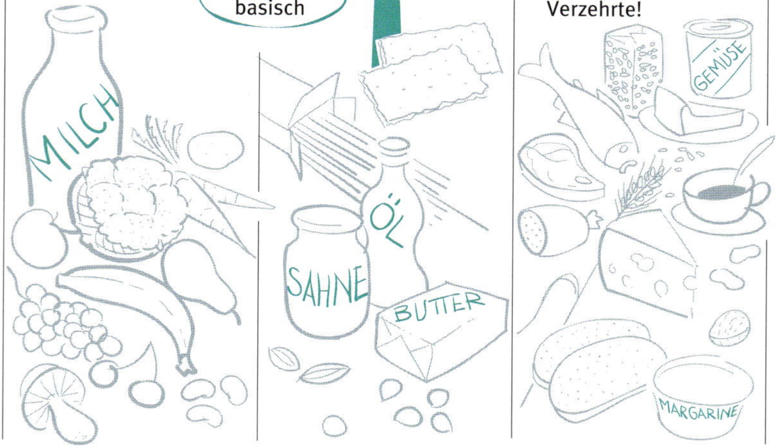

- Ziehen Sie Streichkäse den härteren Käsesorten vor.
- Versuchen Sie, auf Süßigkeiten zu verzichten. Untersuchen Sie bitte, wann und warum Sie sie brauchen. Dienen Sie Ihnen als Ersatz für etwas? Wenn Sie Ihnen die Langeweile vertreiben, schauen Sie sich stattdessen einen Krimi an. Wenn sie die Einsamkeit verscheuchen sollen, rufen Sie eine Freundin oder einen Freund an. Gönnen Sie sich ein Vollbad, wenn Sie sich etwas Gutes tun wollen, und hören Sie dabei Ihre Lieblingsmusik.

Für Süßigkieten gibt es völlig kalorienfreien Ersatz!

Loskommen von Kaffee und schwarzem Tee

Kaffee und schwarzer Tee, letzteres je nach Zubereitungsart, erhöht Ihre persönliche Säure-Basen-Bilanz stark auf Seiten der Säure. »Ohne milden Kaffee komme ich morgens aber überhaupt nicht in die Puschen!« werden Sie jetzt sicherlich sagen. Hier nun ein paar Tips, wie sie auch ohne die sauren Muntermacher in Schwung kommen.

- Wenn Sie Kaffeetrinker sind:

Am besten lassen Sie den Kaffee ganz weg. Viele verspüren wegen des akuten »Entzugs« am ersten Tag Kopfschmerzen. Meistens lassen sie sich ohne weiteres aushalten, wenn Sie wissen, daß das Bohren am nächsten Tag verschwunden ist. Sonst: ätherisches Pfefferminzöl (gelöst in Äthanol, aus der Apotheke) in die Schläfen einmassieren.

Tip: Wenn Sie nicht ganz ohne Kaffee auskommen: Ein Täßchen Espresso. Obwohl der kleine Schwarze so konzentriert ist, soll er für den Körper

Vielleicht ist auch das Umsteigen auf eine Tasse Schwarztee eine Alternative? **Vorsicht:** Die anregende Wirkung des Tees entwickelt sich langsamer, als Sie es von Kaffee gewohnt sind, hält aber länger an. Wenn Sie nachmittags Tee statt Kaffee trinken, werden Sie möglicherweise um den Nachtschlaf gebracht.

Wenn Sie die anregende Wirkung des Kaffees brauchen, sollten Sie

Wenn Sie müde sind, brauchen Sie Schlaf, nicht Kaffee.

- länger schlafen, meist gleichbedeutend mit früher zu Bett gehen und
- weniger schwere Mahlzeiten zu sich nehmen. Ein schweres Mittagsmahl zieht Blut in den Darm, Sie haben keine Energien für die Arbeit frei und brauchen den Kaffee, um neben der Verdauungsarbeit noch die Leistungen zu erbringen, die von Ihnen erwartet werden,
- eine Kneipp-Anwendung machen. Führen Sie je nach Umständen und zur Verfügung stehender Zeit einen kalten Armguß (s. S. 144), eine Wechseldusche oder Trockenbürsten durch.
- Pfefferminzöl in die Schläfen einreiben; das macht Sie ebenfalls wieder frisch.

Wenn Sie Kaffee trinken, weil im Büro nichts anderes da ist: Bringen Sie eine Thermoskanne mit Kräutertee von zu Hause mit oder machen Sie Einkaufsbummel in einem Teeladen; dort gibt es attraktive Alternativen zur schwarzen Brühe, die auch dem Lifestyle entsprechen und Laune machen!

Wenn Sie Kaffee trinken, um schlank zu bleiben: Verabschieden Sie sich von dieser schlechten Idee. Sich fit fühlen und das auch ausstrahlen macht Sie sowieso attraktiver als ein schlanker Körper, der krank wirkt!

Entgegen früherer Vermutungen weiß man heute, daß es sich beim Tein und beim Koffein um ein und dieselbe Substanz handelt.

- Wenn Sie Schwarzteetrinker sind:

Die Umstellung ist für Sie sicherlich weniger drastisch als für Kaffeetrinker, denn Sie brauchen den Tee einfach nur länger als 5 Minuten ziehen lassen. Die dann freiwerdenden Gerbsäuren verhindern, daß das Tein (= Koffein) aufgenommen wird.

Vorsicht: Wegen der Gerbsäuren kann Tee eine Neigung zur Verstopfung verstärken. Deshalb reichlich andere Tees/Mineralwässer zusätzlich trinken oder den Tee mit Birnen- oder Pflaumensaft süßen.

Tip: Schwarzer Tee ist im allgemeinen gar nicht so schlecht. Teetrinker sind weniger von Herz-Kreislauf-Krankheiten betroffen als Kaffeetrinker. Schwarztee ist eine gute Fluorquelle. Allerdings kann er die Aufnahme von Eisen im Darm hemmen.

Tee ist Kaffee unbeding vorzuziehen.

Die Bildung von Säuren im Stoffwechsel drosseln

Im Stoffwechsel fallen ständig und jederzeit Unmengen von Säuren an, so daß Skeptiker es kaum für möglich halten, diese Flut eindämmen zu können. Sicher wird es nur die Spitze des Eisbergs sein, die Sie gewissermaßen einschmelzen können. Aber auch ein einzelner Tropfen kann ein Faß zum Überlaufen bringen, weshalb es ja schließlich zum Ausbrechen der Säurekrankheiten kommt. Hier *muß* man sogar regulierend eingreifen, und auch in der Vorbeugung können Sie verhindern, daß mehr Säuren als notwendig entstehen.

Besonders zwei Faktoren gehen mit »überflüssiger« Säurebelastung einher:

- die festgefahrene Sympathikotonie des modernen, streßgeplagten Menschen ohne ausreichenden Ausgleich
- die Gärung im Darm, durch die zusätzliche Säuren gebildet werden, die den Darm chronisch verändern: er kann weniger Nährstoffe aufnehmen, die Versorgung

Bei der Sympathikotonie hält uns der Streß- und Aktivitätsnerv Sympathikus ständig auf Trab.

der Gewebe ist beeinträchtigt, und damit kommt es zu einer weiteren Verschlechterung des Stoffwechsels mit Anhäufung von Säuren.

Verdauung braucht Ruhe.

Die Gärung hängt unter anderem auch mit dem Überwiegen des Sympathikus zusammen, denn häufig wird das Essen nicht mehr besonnen genossen, sondern in Rekordgeschwindigkeit hastig hinuntergeschluckt. Dann ist es weder gut gekaut und damit schlecht verdaulich, noch ist der Darm ausreichend durchblutet und arbeitsfähig. Da der Sympathikus, der Streß- oder Aktivitätsnerv, auf Jagd und Flucht eingestellt ist, muß er dafür sorgen, daß Beine und Herz gut durchblutet sind, das Blut wird jedoch den Verdauungsorganen abgezogen. Flucht und Verdauungsnickerchen vertragen sich schließlich gar nicht miteinander. Wer also in Hektik ißt, der begeht damit einen Kardinalfehler. Die schlecht aufschließbare Nahrung trifft auf einen nicht zur Arbeit aufgelegten Verdauungskanal, wird weitergeschoben und fällt schließlich der Gärung anheim.

So stoppen Sie Säurebildung im Körper

- Essen Sie immer in Ruhe, kauen Sie sehr gut.
- Essen Sie nur, wenn Hunger signalisiert, daß der Verdauungstrakt aufnahmebereit ist.
- Beachten Sie die Kernzeiten der Verdauungsorgane, denn zu diesen Zeiten arbeiten sie am zuverlässigsten: Morgens und mittags ist die Verdauungskraft am höchsten, abends niedrig (besonders niedrig auch für Faserstoffe!).
- Meiden Sie gärungsfreudige Nahrungsmittel. Was bei Ihnen speziell zur Gärung führt, können Sie an Blähungen und einem aufgetriebenen Leib feststellen.

Rohkost am abend ist schlecht verträglich.

- Verhelfen Sie auch dem Gegenspieler des Sympathikus zur Aktion. Dazu dienen alle entspannenden, beruhigenden Maßnahmen wie Einlegen einiger Mußephasen pro Tag, Meditation, Autogenes Training, entspannende Bäder, Wahrnehmen der inneren Uhr (zeitig zu Bett gehen, dem Schlafbedürfnis nachgehen, besonders, wenn Sie sich zu einem Verzicht auf Kaffee entschlossen haben).

Auf jede Anspannung sollte eine Phase der Entspannung folgen.

Die Ausscheidung der Säuren fördern

Säuren haben sich oft über den Verlauf von Jahren oder Jahrzehnten aufgehäuft. Natürlich verbessert es die Bilanz, wenn Sie ab heute weniger Säuren zuführen. Aber auch der Abtransport der bisher angesammelten Säuren sollte in Angriff genommen werden.

Sobald Sie weniger Säuren von außen zuführen, können Sie die deponierten Säuren befreien.

Generell werden Sie Säuren über eine vertiefte Atmung, über die Haut und über die Niere los. Generell muß dazu aber immer die Durchblutung gesteigert werden, sonst gelangen die Säuren nicht aus den Depots; sie benötigen das Transportmittel Blut. Weil Säuren nur über das Blut den Ausscheidungsorganen zugeführt werden können, steigt die Säurebelastung im Blut kurzfristig an. Ist hier die Pufferkapazität ausreichend, dann spüren Sie nichts. Ist die Pufferkapazität aber bereits an den Grenzen ihrer Auslastung angelangt, dann machen sich Symptome einer Säurebelastung des Blutes bemerkbar, beispielsweise Kopfschmerzen oder migräneähnliche Attacken, Wiederaufflammen alter Schmerzsyndrome, z.B. bei einem Knieleiden, oder das Wiederaufflammen von abgeheilt geglaubten Entzündungen. Falsch wäre es, aufgrund dieser Symptome die Säureausschwemmung gleich wieder zu brem-

Vorsicht vor der »Erstverschlimmerung«.

sen, denn auf die Dauer richten sie in den Depots mehr Schäden an als bei der kurzfristigen Ausleitung. Wenn Sie allerdings nicht ganz gesund sind, sollten Sie die säureableitenden Maßnahmen nur unter ärztlicher Aufsicht vornehmen.

Entsäuern durch Kneipp-Maßnahmen

Die Kneipp-Wassertherapie bietet gut dosierbare Reize, die jeder bequem zu Hause einsetzen kann.

Um die Ausleitung von Säuren aus dem Körper zu unterstützen, um besser von den »Zivilisationsgiften« wie Kaffee wegzukommen und nicht zuletzt, um das vegetative Gleichgewicht zu stabilisieren, haben sich Kneipp-Maßnahmen bestens bewährt.

Pfarrer Kneipp entwickelte im letzten Jahrhundert ein komplexes Therapiegebäude, nachdem er die »Wassertherapie« zur Hochblüte weiterentwickelt hatte. Bereits vor ihm hatten Ärzte und Laientherapeuten Wasseranwendungen propagiert, die in Kurbädern auch konsequent angewandt wurden. Kneipp feilte dieses Prinzip jedoch weiter aus; die Entwicklung paßte sich jedoch auch nach seinem Tod vor 100 Jahren den modernen Bedürfnissen an. Heute werden über 100 Anwendungen unterschieden, die sich nach Reizstärke und Wirkort sehr fein auf die individuellen Bedürfnisse des Einzelnen abstimmen lassen.

Sogar die Hochschule interessiert sich inzwischen für Kneipp-Methoden.

Kneipps erster Patient war er selbst; durch kalte Bäder in der Donau gelang es ihm, seine Lungenschwindsucht zu heilen. Wegen ihrer einfachen Durchführbarkeit sind Kneipp-Anwendungen längst zu Hausmitteln geworden, deshalb jedoch keineswegs altmodisch. Eins aber ist unbedingt notwendig: Ausdauer! Wenn Sie die wohltuende und gesundheitsfördernde Wirkung der Kneipp-Anwendungen für sich nutzen wollen, sollten Sie die Anwendungen wie das Zähneputzen ins tägliche Programm einbauen. Einige

Ausdauer ist vonnöten.

Anwendungen, wie die Wechseldusche und der Armguß, benötigen nur geringsten Aufwand. Für andere sollten Sie sich mit »professionellen« Hilfsmitteln ausstatten: dazu gehören ein Gießrohr, ein Gitterrost und ein oder zwei Plastikgefäße (einfach für ansteigende Teilbäder, doppelt für Wechselteilbäder). Wickel entfalten die beste Wirkung, wenn Sie mit einem dreiteiligen Wickelset arbeiten. Nun aber, um Sie auf den Geschmack zu bringen, zunächst die beiden unkompliziertesten Anwendungen.

Sie brauchen nur wenige Hilfsmittel.

Wechseldusche

Wer Kneippen mit kaltem Wasser in Verbindung bringt, liegt nicht ganz falsch. Aber anders als früher fließt bei Kneipp-Anwendungen reichlich warmes Wasser, bevor als Reiz die kalte »Dusche« kommt.

Verwandeln Sie Ihre morgendliche Dusche in eine Wechseldusche: Zunächst duschen Sie ausgiebig warm; Ihr ganzer Körper muß warm sein. Dann folgt ein kurzer kühler Abguß, der immer rechts herzfern (also am rechten Fuß) beginnt. Nehmen Sie am besten den Brausekopf in die Hand, führen Sie den Wasserstrahl am rechten Bein außen hinauf, innen wieder herunter, dann folgen das linke Bein, der rechte Arm (an Außenseite der Hand beginnen), der linke Arm und schließlich der ganze Körper. Die Temperatur sollte anfangs nicht allzu kalt sein, allmählich können Sie den Kaltreiz steigern. Wiederholen Sie den Warm-Kalt-Wechsel zweimal. Anschließend kräftig abfrottieren, das regt zusätzlich die Hautdurchblutung an und fördert damit den Abtransport von Säuren. Sie werden spüren, daß Sie auch ohne Kaffee (oder mit einer kleineren Portion) taufrisch werden!

Die Wechseldusche kostet anfangs Überwindung, aber anschließend fühlen sie sich pumperlwohl!

Armguß

Der Armguß ist die Tasse Kaffee der Kneipp-Therapie.

Die Konferenz war anstrengend, Sie brauchen eine Pause, wer hat Kaffee aufgebrüht? Halt! Sie wollten entsäuern! Versuchen Sie stattdessen einen kalten Armguß. Diese Anwendung empfehle ich Ihnen deswegen, weil sie so einfach praktisch überall durchzuführen ist und Sie schnell erfrischt.

Den kalten Armguß können Sie am nächstbesten Wasserhahn ausprobieren. Einfach den Arm freimachen, das kalte Wasser aufdrehen. Nun führen Sie den rechten Arm so in den Wasserstrahl, daß Sie an den Fingern der Ellbogenseite beginnen und an der Schulter wieder nach körperfern umdrehen. Am linken Arm wiederholen. Sie merken sofort, wie sich die Atmung vertieft und der Kreislauf angeregt wird – sämtliche Gewebe erhalten als Folge mehr Sauerstoff.

Wechselarmbad

Die Wirkung des Wechselarmbades können Sie mit Heilkräutern unterstützen.

Die etwas gründlichere Version ist das Wechselarmbad, weil Sie hier auch noch die Wirkung von Heilkräutern mit der Wasserwirkung kombinieren können. Für das Wechselarmbad benötigen Sie zwei Waschbecken oder größere Plastikgefäße, die es in jedem Supermarkt gibt. Füllen Sie das eine mit ca. 38–40°C heißem Wasser, dem Sie zur Anregung Rosmarin (getrocknete, kleingeschnittene Droge aus der Apotheke oder Badezusatz) zufügen können. Melisse, Hopfen oder Baldrian wirken entspannend. Das andere Becken füllen Sie mit kaltem Wasser, ein Zusatz ist hier nicht notwendig.

Zuerst tauchen Sie beide Arme für etwa 5 Minuten in das warme Wasser, dann 10 Sekunden in das kalte. Zweimal wiederholen. Das Wasser wird abschließend *nicht* abgetrocknet. Hinterher sollten Sie sich bewegen.

Güsse

Die Wechseldusche und der oben beschriebene Armguß sind alltagstaugliche Abwandlungen der Kneipp-Therapie. Für die klassische Kneipp-Therapie werden die Eigenschaften des Wassers intensiver genutzt. Um einen ausreichenden thermischen Effekt zu erreichen, sollte das Wasser das benetzte Körperteil dicht ummanteln. Dazu verwenden medizinische Bademeister einen Schlauch von $^{3}/_{4}$ Zoll Durchmesser. Für zu Hause können Sie auch das sehr praktische, im Handel erhältliche Gießrohr verwenden, das garantiert, daß das Wasser wie gewünscht schwallartig gegossen werden kann. Mit einer normalen Brause ist kein effizienter Guß möglich.

Die richtige Gußwirkung läßt sich mit einem Gummischlauch oder Gießrohr erreichen.

Wichtig ist bei Güssen außerdem, daß das Wasser frei abfließen kann, Sie also nicht mit den Füßen im sich abkühlenden Wasser stehen. Dazu sollten Sie einen Rost in die Duschwanne legen.

Knie- und Schenkelgüsse wirken vor allem bei Arthrose, Arthritis und venösen Durchblutungsstörungen wunderbar entsäuernd. Je akuter die Entzündung ist, desto wichtiger ist der Kaltanteil. Bei chronischen Entzündungen, die Ihnen beispielsweise bei Kälte und Nässe Beschwerden bereiten, sind warme Güsse vorzuziehen. Bei Venenleiden sollten Sie keine Wärme an den Beinen anwenden, weil sie die Stauung noch verstärken würde.

Geben Sie einen kalten Guß nie auf kalte Haut!

Trockenbürsten

Eine weitere, sehr angenehme durchblutungsfördernde und damit entsäuernde Kneipp-Anwendung ist das Trockenbürsten. Sie brauchen hierfür eine nicht zu harte Körperbürste. Streichen Sie beherzt von außen immer zur Körpermitte hin, so lange, bis die Haut gut gerötet ist. Bei übermäßigen Verhornungen der Haut und chronischer

Venenschwäche ist das Trockenbürsten allerdings nicht geeignet.

Entsäuerungsbad

Ein Wannenbad wirkt entspannend und damit entsäuernd. Nehmen Sie jedoch kein Vollbad, sondern ein Dreiviertelbad, das den Kreislauf weniger belastet. Beim Dreiviertelbad reicht der Wasserspiegel bis zur Mitte des Brustkorbes.

Im Entsäuerungsbad bekommen Sie eine samtweiche Haut.

Um die entsäuernde Wirkung zu unterstützen, kann ein basischer Zusatz ins Wasser gegeben werden. Geben Sie dann 3 Eßlöffel Kaiser's Natron (aus der Drogerie) oder Natrium-Bicarbonat (aus der Apotheke) ins Badewasser. Da die Haut immer bestrebt ist, ein Gleichgewicht zwischen innen und außen herzustellen, gibt sie Säuren nach außen ab, um das basische Badewasser an der Außenseite der Haut zu neutralisieren.

Unter dem Einfluß dieses Bades bessern sich übermäßige Verhornungen, z.B. bei der Schuppenflechte, Myogelosen werden gelockert, rheumatische Beschwerden gelindert (die Thermalquellen vieler Heilbäder haben ebenfalls aufgrund ihres Mineralstoffgehaltes eine basische Wirkung!).

Leberwickel, Leibwickel

Mit einem Leber- oder Leibwickel entschlacken Sie gründlich.

Die Entsäuerung von innen können Sie mit einem Leib- oder Leberwickel anregen. Hierzu benötigen Sie neben einem Set Wickeltücher Zeit (ca. 1,5 bis 2 Stunden) und Ruhe.

Ein Wickelset besteht aus einem Leintuch als innerste Schicht, einem etwas größeren Baumwolltuch und abschließend einem wärmenden Flanell- oder Wolltuch. Wickel müssen immer dicht anliegen. Im Gegensatz zum kalten Prießnitz-Wickel ist der Leibwickel nach Kneipp warm.

Leberwickel – so wird's gemacht

Tauchen Sie das Leintuch in heißes Wasser und wringen Sie es aus. Nun wird es auf den Leib gelegt; es bedeckt beim Leibwickel den ganzen Brustkorb und den Bauch, beim Leberwickel reicht es etwa vom Rippenbogen zum Unterbauch. Das Leintuch wird glatt angestrichen, damit sich keine luftgefüllten Kammern bilden. Darüber kommt das Baumwolltuch und schließlich das Wolltuch. Legen Sie sich ins Bett, und lassen Sie den Wickel mindestens eine Dreiviertelstunde einwirken. Er steigert intensiv die Leberleistung, die für die Entgiftung zuständig ist.

Eine stärkere Wirkung erhalten Sie, wenn das Leintuch höchstens handwarm oder noch etwas kühler ist. Der Kaltreiz führt zur reaktiven Wiedererwärmung, so daß Sie nach etwa 30–50 Minuten in Schweiß ausbrechen. Auch das hat eine erwünschte, intensiv entsäuernde Wirkung.

Für den Leberwickel brauchen Sie viel Zeit.

Der anfangs kühle Leberwickel wirkt noch intensiver.

Sauna

Hätte Kneipp die Sauna gekannt, hätte er sie mit Sicherheit in sein Behandlungsarsenal aufgenommen. Die Sauna vereint zahllose Wirkungen, die für eine Entsäuerung ideal sind: sie regt die Ausscheidung über die Haut an, sie regt den Kreislauf und damit die Entsäuerung von innen an, sie entspannt, sie trainiert das vegetative Nervensystem, löst übermäßige Anspannungen und stößt die Ruhe- und Aufbauphase im Körper an. Falls Sie nicht ganz gesund sind, sollten Sie allerdings Ihren Arzt um Rat fragen, ob die Sauna für Sie geeignet ist.

Die Sauna stärkt auf sehr angenehme Art Ihre Gesundheit!

Regelmäßiges Saunieren ist für die Gesundheit und die Entsäuerung äußerst wertvoll. Allerdings sollten Sie einige Fehler vermeiden: Bringen Sie Ruhe schon zur Sauna mit; wenn Sie abgehetzt sind, sollten Sie erst einmal verschnaufen. Sie sollten mindestens über zwei Stunden Zeit verfügen und weder einen vollen Magen mitbringen noch hungrig in die Sauna kommen.

Die häufigsten Saunafehler sollten Sie vermeiden.

Gehen Sie immer mit trockener Haut in die Sauna, da Sie so schneller schwitzen. Beginnen Sie den Aufenthalt in der Kabine im Liegen auf einer unteren Stufe. Später, wenn Sie sich schon besser an die Kreislaufbelastung gewöhnt haben, können Sie sich langsam aufrichten. Ein Saunagang sollte 8 bis 12 Minuten nicht überschreiten.

Nicht übertreiben!

Das Abkühlen beginnt an der frischen Luft, dann folgt eine Abkühlung mit kaltem Wasser (kalter Guß, herzfern beginnen, oder Schwallbrause, anschließend kurz ins Tauchbecken). Um die Abhärtung zu verbessern, wird im Anschluß daran ein knöchelhohes warmes Fußbad empfohlen.

Trinken Sie nicht zwischendurch, sondern hinterher.

Nach völliger Abkühlung kann ein zweiter, evtl. auch noch ein dritter Gang angeschlossen werden. Zwischendrin sollten Sie nichts trinken, denn das sich »eindickende« Blut zieht Schlacken aus dem Gewebe. Hinterher sollten Sie allerdings reichlich verdünnte Obstsäfte oder Mineralwasser trinken. Zwischen den Saunagängen sollten Sie sich nicht mehr abseifen.

Im Anschluß an die Sauna sollten Sie auf sportliche Betätigung wie Gymnastik oder Schwimmen verzichten, da der Kreislauf sonst zu sehr belastet wird.

Säuren ausschwemmen durch reichliches Trinken

Die Nierenfunktion wird durch reichliches Trinken unterstützt. 2,5 Liter Trinkflüssigkeit sollten es täglich mindestens sein, bei körperlicher Beanspruchung noch mehr.

Durst ist ein schlechtes Alarmsignal, weil es beim Menschen erst viel zu spät einsetzt. Wenn Sie Durst verspüren, liegt Ihre Flüssigkeitsbilanz schon weit in den roten Zahlen. Sie sollten also dem Durst immer vorbeugen. Ganz falsch ist es, besonders im Sommer wenig zu trinken, damit man nicht so viel schwitzen muß. Sie nehmen sich damit einen wichtigen Bestandteil der inneren Klimaanlage (durch Verdunstung wird die Temperatur gesenkt) und zudem die Möglichkeit, über die Haut zu entgiften.

Auf den Durst ist kein Verlaß.

Warme Getränke, auch eine leichte Gemüsebrühe, werden u.U. als angenehmer empfunden als kalte Getränke. Eiskalte Getränke sind auf jeden Fall tabu, weil sie das nervale Gleichgewicht in Magen und Darm stören.

Als Durstlöscher sind auch Mineral-, besser noch Heilwässer ideal. Von einem Beinamen wie »Sauerbrunn« o.ä. brauchen Sie sich nicht unbedingt schrecken zu lassen, denn die enthaltene Säure entweicht entweder schon vorher (Kohlensäure) oder wird sehr leicht verstoffwechselt.

Mineral- oder Heilwässer und Kräutertees sind die idealen Durstlöscher.

Wenn Sie gerne Fruchtsaft trinken, ist das ebenfalls in Ordnung. Wegen der enthaltenen Säure ist es jedoch vorteilhaft, den Fruchtsaft mindestens zu gleichen Teilen mit Mineralwasser (oder Tee) zu verdünnen. Limonaden und Colagetränke enthalten viel Säure, die durch den hohen Zuckergehalt geschmacklich überdeckt wird. Wegen der in Colagetränken enthaltenen Phosphorsäuren und wegen des Koffeins sind diese Getränke für eine Entsäuerungstherapie absolut ungeeignet.

Tees für die kurmäßige Entsäuerung

Am besten entsäuern blonde, also dünn gebrühte Tees.

Führen Sie eine Entsäuerungskur durch, dann ist eine Mischung aus Löwenzahn, Brennessel und Lindenblüten ideal. Der Löwenzahn regt die Entgiftung über die Leber an, die Brennessel wirkt über die Niere und die Lindenblüten über die Haut (getrocknetes Löwenzahn- und Brennesselkraut sowie Lindenblüten vom Apotheker mischen lassen). Wichtig ist bei diesem Tee die Dosierung: 1 TL der getrockneten Kräutermischung muß für 1 Liter Wasser reichen. 5 min ziehen lassen. Pro Tag 2 Liter dieses Tees trinken.

Nur Heilkräuter aus der Apotheke unterliegen einer bestimmten Qualitätskontrolle.

Wenn Sie sich die Kräuter aus der Apotheke besorgen, gehen Sie sicher, daß sie wirksame Inhaltsstoffe enthalten. Gehen Sie mit dieser Mischung aber um wie mit einem Medikament: Keine unkontrollierte Anwendung über längere Zeit!

Zur Abwechslung schmeckt ein Tee aus Kümmel-, Fenchel- und Anissamen (Samen zu gleichen Teilen mischen, 1 TL auf 1 Liter Wasser, 5 min ziehen lassen, abseihen). Die ätherischen Öle entspannen die glatte Muskulatur im Verdauungstrakt und unterstützen daher ebenfalls die Entsäuerungskur. Früchtetees und Hagebutten- und Malventees wirken oft zu säuernd. Für die Dauer der Entschlackungskur sollten Sie eher darauf verzichten.

Außerhalb einer Entsäuerungskur sind alle Kräutertees als Getränke geeignet. Das Reformhaus hält eine breite Palette an verschiedenen Kräutern bereit, die Abwechslung bringen.

Ein Basentag für zwischendurch

Einzelne Tage mit basischer Kost gleichen nicht nur einen kurzfristigen Säureüberschuß aus, sondern lassen bei einigen Pfunden zuviel zusätzlich noch den Zeiger der Badezimmerwaage in die erwünschte Richtung ausschlagen. Solche Tage sind Kartoffeltage und Obsttage.

Kartoffeln und Obst sind kaliumreich. Steht der Niere genügend Kalium und Natrium zur Verfügung, kann sie Säure besser ausscheiden. Natrium ist in der normalen Nahrung im Überfluß vorhanden, die Kaliumversorgung ist dagegen oft unzureichend.

Kaliumreiche Lebensmittel wirken ausschwemmend.

Kartoffeltag

- Morgens: Essen Sie morgens nur Obst; bitte gründlich kauen. Wenn Sie abnehmen wollen, reichen 250 g Obst völlig aus.
- Mittags: Bereiten Sie sich ca. 400 g Kartoffeln mit der Schale zu, z.B. als Folienkartoffeln (in Alufolie im Backofen gegart) mit Schnittlauch oder Petersilie. Dazu gibt es gedämpfte Karotten, Kohlrabi oder Sellerie.
- Abends: Zum Ende des Tages gibt es ca. 200 g Kartoffeln. Schneiden Sie die rohen Kartoffeln in dünne Scheiben, bepinseln Sie sie mit wenig Olivenöl, geben etwas Kümmel darüber und backen sie im Ofen.

Keine Sorge: Zum Frühstück gibt es keine Kartoffeln!

Obsttag

Essen Sie von morgens an bis etwa 15.00 Uhr mittags 1 Kilogramm Obst. Abends verzehren Sie 200 g Pellkartoffeln mit wenig Butter, oder Sie bereiten sich eine Kartoffelsuppe mit Karotten, Sellerie, Fenchel, Kohlrabi oder anderen Gemüsen zu. Essen Sie ab dem Spätnachmittag kein Obst mehr, da es durch Gärungsvorgänge zu einer vermehrten Säurebelastung kommen kann.

Säuren ausscheiden durch Bewegung

Bereits ein flotter Spaziergang verbessert Ihre Säurenbilanz.

Die eleganteste Methode, vermehrt Säuren auszuscheiden, gelingt mit einem Bewegungspensum. Hierbei wird die Atmung vertieft, gleichzeitig aber auch die Durchblutung in vielen Körperbezirken verbessert, in denen sie sonst eher darniederliegt. Über die vertiefte Atmung wird vermehrt Kohlendioxid abgeatmet, so daß auf der linken Seite der Gleichung weniger saure Valenzen übrigbleiben. Die vertiefte Atmung ist Folge des gesteigerten Kohlendioxid-Anfalls, der wiederum das Resultat des beschleunigten Muskelstoffwechsels ist. Gleichzeitig entsteht Wärme, die über die Haut abgeleitet wird. Dazu müssen sich die Blutgefäße weit stellen, die Durchblutung insgesamt wird gesteigert. Nun können auch Säuredepots in abgelegeneren und seltener gut durchbluteten Bezirken mobilisiert und abgeatmet werden.

Je häufiger Sie vernünftig dosierten Sport treiben, desto besser wird die Alkalireserve.

Der Anfall saurer Stoffwechselprodukte ist ein Anreiz für den Körper, seine Alkalireserven zu erhöhen. Kann er das, z.B. durch geeignete Nahrung, dann wird der Mensch, der sich bewegt, seine Leistung immer weiter steigern. Der bereits chronisch Übersäuerte allerdings wird nur eine mickrige Vorstellung geben und schnell erschöpft sein. In diesem Fall muß zuerst die Alkalireserve verbessert werden, bevor körperliches Training die Säure-Basen-Bilanz positiv beeinflußt.

Zwei Probleme stellen sich der Bewegungstherapie zur Entsäuerung entgegen:

- die Existenz des »inneren Schweinehundes« und
- die Übertreibung.

Das fördert Ihre Motivation

Wenn Sie schon etwas älter oder ein bißchen übergewichtig sind, sollten Sie sich nicht in einem Fitneßstudio anmelden, das Twens zum »Bella-figura«-Machen aufsuchen. Erkundigen Sie sich nach einem Training für Ihre Altersgruppe, dann sehen Sie, daß Sie auch ohne Modelmaße Spaß haben können. Fragen Sie in Ihrem Bekanntenkreis nach, ob nicht jemand Lust auf Fahrradtouren hat. Wahrscheinlich sind Ihnen andere sogar dankbar dafür, daß Sie sie angesprochen haben. Gehen Sie einfach mehr zu Fuß, erledigen Sie kleine Spritztouren mit dem Fahrrad statt mit dem Auto. Schon das Hervorwuchten des Velos aus dem Fahrradkeller wirkt sich gut auf die Säure-Basen-Bilanz aus.

Stiften Sie Bekannte zum Sporttreiben an!

Sind auch Kinder schon »sauer«?

Bei Kindern gibt es übrigens noch relativ wenige Probleme mit dem Säure-Basen-Haushalt, obwohl die gegenwärtig übliche, nahezu gemüsefreie Süßigkeiten- und Stärkediät, angereichert mit wertlosen Fetten, es früher oder später auch noch schaffen wird, daß diese Aussage revidiert werden muß. Da Kinder zum Wachsen alles verfügbare Substrat einsetzen, fallen nur wenige Schlacken an. Allerdings wird die zunehmende Bewegungsarmut der Kinder ein Problem, auch im Hinblick auf den Säure-Basen-Haushalt. Der Bewegungsdrang der Kinder sollte unbedingt gefördert werden. Drei Stunden Fernsehen am Tag, ein ganzer Vormittag in der Schule, währenddessen jegliches Zappeln strikt unerwünscht ist – das sind schon 8 bewegungsarme Stunden.

Denken Sie auch bei Ihren Kindern an den Säure-Basen-Haushalt!

Dort, wo keine kinderfreundliche Umgebung zum Toben zur Verfügung steht, müssen die Eltern einfallsreich sein, um den Bewegungsspielraum zu erweitern. Auch auf geringem Platz kann ein Minitrampolin aufgestellt werden, ein Sitzsack lädt zum Toben, Hüpfen und Wälzen ein, ein ausgedienter, robuster, evtl. neu bezogener Sessel ist ein hochwillkommenes Klettergerüst.

Aber aufgepaßt: Nicht übertreiben

Im Überschwang liegen Gefahren.

Am Beginn jeden Bewegungsprogramms stehen beste Vorsätze. Man kauft sich die perfekte Ausrüstung auf neuestem technischen Stand. Man abonniert gleich ein ganzes Jahr im Fitneßstudio. Das Fahrrad lockt mit 28 Gängen und eiereckigem Biozahnrad, der Stepcomputer mit über 15 Computerprogrammen und automatischer Puls-, Blutdruck- und Launemessung. Sie stürzen sich in ein ehrgeiziges Programm – und staken tags darauf nahezu völlig eingesteift durchs Büro. Das Ende der Bewegungslust: Sie haben einen fetzigen Muskelkater erwischt, und das heißt Säure pur. Das kann es ja nicht sein!

Machen Sie den »Sprach-Test«.

Gerade Ungeübte begehen gravierende Fehler. Die Muskeln sind nicht auf erhöhte Aktivität eingestellt, schnell steht ihnen nicht ausreichend Sauerstoff zur Verfügung. Als Anhaltspunkt, daß Sie langsamer machen müssen, dient der Übergang von der Nasen- zur Mundatmung (bei Ausdauersportarten); Sie sollten sich während des Sporttreibens noch unterhalten können. Auch die Pulsfrequenz gibt Ihnen einen Anhaltspunkt: Sie sollte 180 minus Lebensalter nicht überschreiten. Sie werden sehen, daß Sie mit zunehmender Übung diese Pulsfrequenz bei immer höherer Leistung erreichen. Bei Gymnastikübungen ist die Grenze erreicht, wenn es in der Muskulatur zu ziehen beginnt.

Den Stoffwechsel normalisieren

Schwierig ist es, den Säure-Basen-Haushalt in Ordnung zu bringen, wenn alle Organsysteme an den Grenzen ihrer Leistungsfähigkeit operieren. Hier muß nicht selten ein klarer Schnitt gesetzt werden, der den wesentlichen Stoffwechselorganen erlaubt, sich zu regenerieren.

- Der Darm ist heute in aller Regel bei fast allen Mitmenschen chronisch überlastet; er ist der Zivilisationskost kaum noch gewachsen. Im Verlauf der Menschheitsgeschichte fand die Erfindung der seßhaften Lebensweise, der Kultivierung von Pflanzen und Tieren und die Nutzung des Feuers erst in jüngster Zeit statt, geschweige denn, daß sich der Organismus an die Kost gewöhnen konnte, die erst seit einer oder zwei Generationen üblich wurde. Auch die Eßgewohnheiten – nahezu stündlich irgendein Häppchen, dazwischen überbordende Mahlzeiten, die nicht verdaut werden können, weil die dazu notwendige Ruhe durch den Espresso oder Kaffee nach dem Essen wieder verhindert wird, das Überspielen sämtlicher Sättigungs- und Entleerungsreflexe – führt zu einer dauerhaften Überlastung dieses zentralen, aber grob vernachlässigten Organs.

Die Lebensgewohnheiten ändern sich rascher als die Organe reagieren können.

- Die Niere wird oft in ihrer Funktion beeinträchtigt, weil wir viel zu wenig trinken. Der Flüssigkeitshaushalt wird nicht selten lediglich mit Kaffee morgens, mittags und nachmittags, abends dann durch ein Bierchen bestritten. All das belastet die Niere zusätzlich, statt ihr »Verpackungsmaterial« für die Entgiftung bereitzustellen.

Was trinken Sie den Tag über?

- Die Leber ist ein weiteres zentrales Ausscheidungsorgan, wenn auch ihre Substrate nicht direkt den Körper verlassen, sondern über die Galle in den Darm gelangen. Auch der Leberstoffwechsel wird durch unsere Ernährung aktiv unterminiert: Alkohol in Form von Getränken oder über die Darmgärung, Schad- und Zusatzstoffe in der Nahrung, chemische Medikamente und der ständige »Streß« setzen ihr zu.

- Die Bindegewebe dienen als Auffanglager für alle Stoffe, die momentan im Organismus stören. Sie harren dort ihres weiteren Abbaus. Strömen jedoch ständig weitere Stoffwechselendprodukte auf diese Deponie, findet sie keine Zeit, um sich zu erholen.

Fasten leitet eine gründliche Entsäuerung ein.

Der angeführte konsequente Schnitt kann durch eine Fastenphase erreicht werden. Fasten wurde wegen seiner tiefgreifenden Wirkung als »Messer des Internisten« bezeichnet. Es bewirkt eine nachhaltige Entlastung des Darmes der sich regenerieren kann. Da aber auch ein großer Teil an Energie nun anderen Organen zur Verfügung steht, können diese nun Unerledigtes aufarbeiten. Das Bindegewebe kann entlastet werden, die Leber sich um Unbewältigtes kümmern usw. Allerdings ist ein sorgfältig geführtes Fastenregime notwendig, um den Stoffwechsel im Gleichgewicht zu halten. Dem Autor bewährt sich seit Jahrzehnten am besten die Mayr-Therapie, eventuell mit einigen Teefastentagen am Beginn, dann bis zu drei Wochen Milch-Semmel-Fasten und einem anschließenden Nahrungsaufbau mit betont basischer Kost. Alle Säurekrankheiten einschließlich der Gicht lassen sich hervorragend durch diese Fastentherapie, die in ein naturheilkundliches Gesamtkonzept eingebettet ist, behandeln. Allerdings ist zunächst die Säureausscheidung erhöht, woraus sich sogenannte Kurkrisen erklären. Sie sind jedoch nur vorübergehend und für den Organismus weit weniger belastend als die jahrelange Übersäuerung.

Für viele Menschen ist die Mayr-Kur ideal.

Mayr-Kur: die »Milch-Semmel-Diät«?

Viele haben schon von dieser Kur gehört, bei der man »nur Milch und Semmeln ißt«. Das ist richtig und zugleich falsch: Die Mayr-Kur ist nicht eine bestimmte Diätform mit einseitiger Nahrungsmittelauswahl, sondern sie ist ein Regenerationsprogramm für den Darm, der für die Gesundheit eine zentrale Rolle spielt. Was der Darm in den Körper läßt und ihm so zugänglich macht, das entscheidet über die Qualität der Baustoffe, die den Zellen zur Verfügung stehen.

Wenn der Darm nicht funktioniert, leiden alle Organe.

Der Darm ist durch jahre- bis jahrzehntelange Fehlbelastung oft an den Grenzen seiner Leistungsfähigkeit angelangt. Die Mayr-Therapie regeneriert ihn durch die Komponenten

- Schonung
- Säuberung
- Schulung

Zur Schonung wird eine Fastenphase eingelegt, entweder mit völligem Teefasten oder mit einer unterschiedlich langen Phase, in der die Patienten zum Frühstück und Mittagessen Milch und Semmeln erhalten; abends gibt es nur Kräutertees.

Das Brötchen als »Kautrainer«

Gesäubert wird der Darm durch regelmäßige Einnahme einer milden Bitterwasserlösung, die den Darm spült, durch die Entlastung und durch eine spezielle Bauchmassage, die ein Mayr-Arzt ausführt. Die Schulung ist fast der wichtigste Teil, der den geschonten und gesäuberten Darm nun zu seiner vollen Leistungsfähigkeit bringt. Die Schulung beginnt schon mit der Semmel, und darin unterscheidet sich die Mayr-Kur von den übrigen Fasten-Kon-

Der Darm läßt sich erziehen!

zepten: Die Mayr-Semmel ist zwar nicht nach irgendeinem geheimnisvollen Rezept gebacken, sondern ein ganz normales Brötchen, aber es ist bereits zwei oder drei Tage alt und damit gummiartig. Es geht nicht anders – jeder Bissen dieser Semmel muß 40 oder 50mal gekaut werden –, sonst bekommt sie der Kurende gar nicht hinunter. Damit wird schon während der Entlastungsphase ein Kautraining betrieben. Die Milch als wertvoller Eiweißträger wird dazu »gekaut«, und damit wird sie ebenfalls sehr gut aufgeschlossen.

Gut zu kauen muß oft systematisch wiedererlernt werden.

Reichliches Trinken gehört ebenfalls zur Mayr-Kur. Die Milch-Semmel-Phase kann einige Tage oder bis zu mehreren Wochen dauern. Eine Phase des sorgfältigen Kostaufbaus schließt sich an. Eine dauerhafte Darmschonung wäre völlig sinnlos. Das Ziel der Mayr-Kur ist es, dem Darm eine Pause zu gönnen, aus der er letzten Endes gestärkt hervorgehen soll. Mit der verbesserten Darmfunktion parallel geht ein verbesserter Stoffwechsel.

Die Kur stärkt die Verdauung und verjüngt.

Eine Mayr-Kur kann ambulant durchgeführt werden, ist in Eigenregie (zur Vorbeugung) allerdings nur Gesunden anzuraten. Bei verschiedenen Krankheiten ist sie eine sichere und wirkungsvolle Heilmethode. Ein Mayr-Arzt wird Ihnen sagen, ob Sie eine Mayr-Kur unter ärztlicher Leitung ambulant oder lieber in einer entsprechenden Fachklinik durchführen sollten. Je größer der Abstand zum Alltag ist, desto leichter wird Ihnen die Durchführung der Mayr-Kur fallen und desto schneller wird der Erfolg sicht- und spürbar.

Basen vermehrt zuführen

Während im Körper auch unter normalen Bedingungen Säuren im Überfluß gebildet werden, müssen Basen immer von außen zugeführt werden. Dabei gelten als »basisch« per Definition nicht die Lebensmittel, die im Reagenzglas basisch reagieren wie z.B. die Milch, sondern die Lebensmittel, die *nach* ihrer Verstoffwechselung im Körper eine basische Überschußbilanz aufweisen. Fleisch, aufgrund seines Eiweißgehaltes leicht basisch, verhält sich im Körper sauer, denn es ist mineralstoffarm und nach Abbau der Eiweiße bleiben u.a. Harn- und Schwefelsäure übrig. Um eine Richtschnur zu geben, teilten verschiedene Autoren die Lebensmittel in basische und saure (bzw. säurebildende) ein. An unseren Kliniken halten wir uns an die Tabelle nach Ragnar Berg, die Sie auf Seite 136 finden.

Sie sollten etwa 80% basische und 20% saure Nahrungsmittel auf dem täglichen Speisezettel stehen haben. Interessanterweise arbeitet auch die Trennkost nach Hay mit dem Prinzip der sauren und basischen Nahrungsmittel. Die Umsetzung der Ernährungsempfehlungen von Hay, Proteine und Kohlenhydrate nicht innerhalb einer Mahlzeit gemeinsam zu essen, ist allerdings schwierig.

Bitte beachten Sie: Auch eindeutig sauer schmeckende Nahrungsmittel wie die Zitrone fallen unter die »basischen« Lebensmittel, weil ihre Säuren leicht oxidierbar sind und nach Oxidation ein basischer Nettoeffekt bleibt.

Obwohl manche Säuren leicht oxidierbar sind und sie danach den Basen zugerechnet werden, scheint bei einigen Menschen die Oxidation dieser leicht oxidierbaren Säuren eingeschränkt zu sein. Sie vertragen dann saure und säurehaltige Nahrungsmittel schlecht. Achten Sie daher unbedingt auf die individuelle Verträglichkeit. Das gilt ganz besonders für Neurodermitiker, die oftmals die sauer schmeckenden Obst- und Gemüsesorten (Paprika, Tomaten, Zitrusfrüchte, Beerenobst, säuerliches Kernobst usw.)

nicht vertragen und mit Ekzemen bzw. Schmerzen reagieren. Diese Patienten sollten die Nahrungsmittel bevorzugen, die tatsächlich basisch sind.

Wann sind Basenpräparate sinnvoll?

Basen können als Pulver oder Tabletten eingenommen werden.

Eine Krankheit, die zehn oder zwanzig Jahre brauchte, um in Erscheinung zu treten, benötigt meist eine sehr lange Zeit, um sich wieder zurückzubilden, wenn man nur die Auslöser vermeidet. Daher ist es in vielen Fällen sinnvoll, nicht nur auf eine erhöhte Säurenzufuhr oder -bildung zu verzichten und sich mehr basenhaltige Nahrung einzuverleiben, sondern ganz gezielt ein Basenpräparat zuzuführen.

Bei manchen Herz- und Lungenkrankheiten ist eine leichte Übersäuerung des Blutes erwünscht.

Allerdings gilt es einiges zu bedenken. Eine erhöhte Säure- oder Basenzufuhr wirkt sich immer auf die Mineralstoffspiegel im Blut aus, und zwar durch die Salzbildung. Deshalb ist bei allen Krankheiten, bei denen die Mineralstoffspiegel verändert sein könnten und auch bei Einnahme von Medikamenten, die sich darauf auswirken, Vorsicht mit einer gezielten Basenergänzung walten zu lassen. Zu den genannten Medikamenten gehören vor allem blutdrucksenkende Präparate, die zu einer erhöhten Salzausscheidung führen. Bei Herzkrankheiten ist ein erhöhter Säurespiegel ein gewisser Anreiz zur verstärkten Herztätigkeit. Die Herzkraft steigt unter mäßiger Säurebelastung. Durch Basengabe könnte dieses Gleichgewicht gestört werden. Ein erhöhter Kohlendioxidgehalt im Blut, damit eine verstärkte Azidose, ist ein wichtiger Atemanreiz bei Lungenkrankheiten, der nicht »wegneutralisiert« werden darf.

Insgesamt liegt die Säure-Basen-Therapie daher nur beim Arzt in den geeigneten Händen. Da die Hochschulmedizin im wesentlichen nur die pH-Wert-Veränderungen im Blut untersucht, ist die Säure-Basen-Therapie eine sogenannte erfahrungsheilkundliche Methode. Sander, der Begründer der Säuren-Basen-Therapie, untermauerte sie allerdings bereits in den vierziger und fünfziger Jahren mit exakten Messungen; heute werden Bestimmungen der Pufferkapazität am systematischsten von verschiedenen Ärzten, die der Gesellschaft der Mayr-Ärzte angehören, untersucht. Die Wirkung einer Säure-Basen-Therapie speziell bei Migräne wurde an der Allgäu-Clinic in Hindelang und Wörishofen untersucht und brachte beachtliche Erfolge.

Die Säure-Basen-Therapie wird wissenschaftlich untersucht.

Welches Basenpräparat ist geeignet?

Nicht jedes Basenpräparat ist gleich gut geeignet. Das einfachste basische Salz ist das Natriumbicarbonat, seit Generationen bekannt als Kaiser's Natron oder Bullrich-Salz. Mischungen mit anderen Salzen, z.B. Kalziumkarbonat, Magnesiumkarbonat und Kaliumzitrat, haben sich als wirkungsvoller erwiesen, daneben versorgen sie den Körper auch beispielsweise mit Kalzium und Magnesium. Eine Mischung mit Spurenelementen muß kritisch beurteilt werden, denn hier besteht oft – auch aufgrund der Übersäuerung – eine Unverträglichkeit. Basenpräparate auf Milchzuckerbasis sind ebenso fraglich, denn Milchzucker fördert die Gärung im Darm, die nicht erwünscht ist.

Auf die Mischung kommt es an, der Arzt berät Sie.

Basenmischungen sollten nicht dauerhaft und nur nach Absprache mit dem Arzt eingenommen werden. Eine kurmäßige Anwendung mindestens einmal im Jahr ist bei der Verbreitung der Übersäuerung aber fast schon eine Pflicht. Über zwei bis drei Wochen sollte jeder, der an einer Säurekrankheit leidet, dreimal täglich ein Basenpräparat nach der Dosierung des Beipackzettels einnehmen.

Der Erfolg des Basenpulvers ist dauerhaft, wenn Sie gleichzeitig entsäuern.

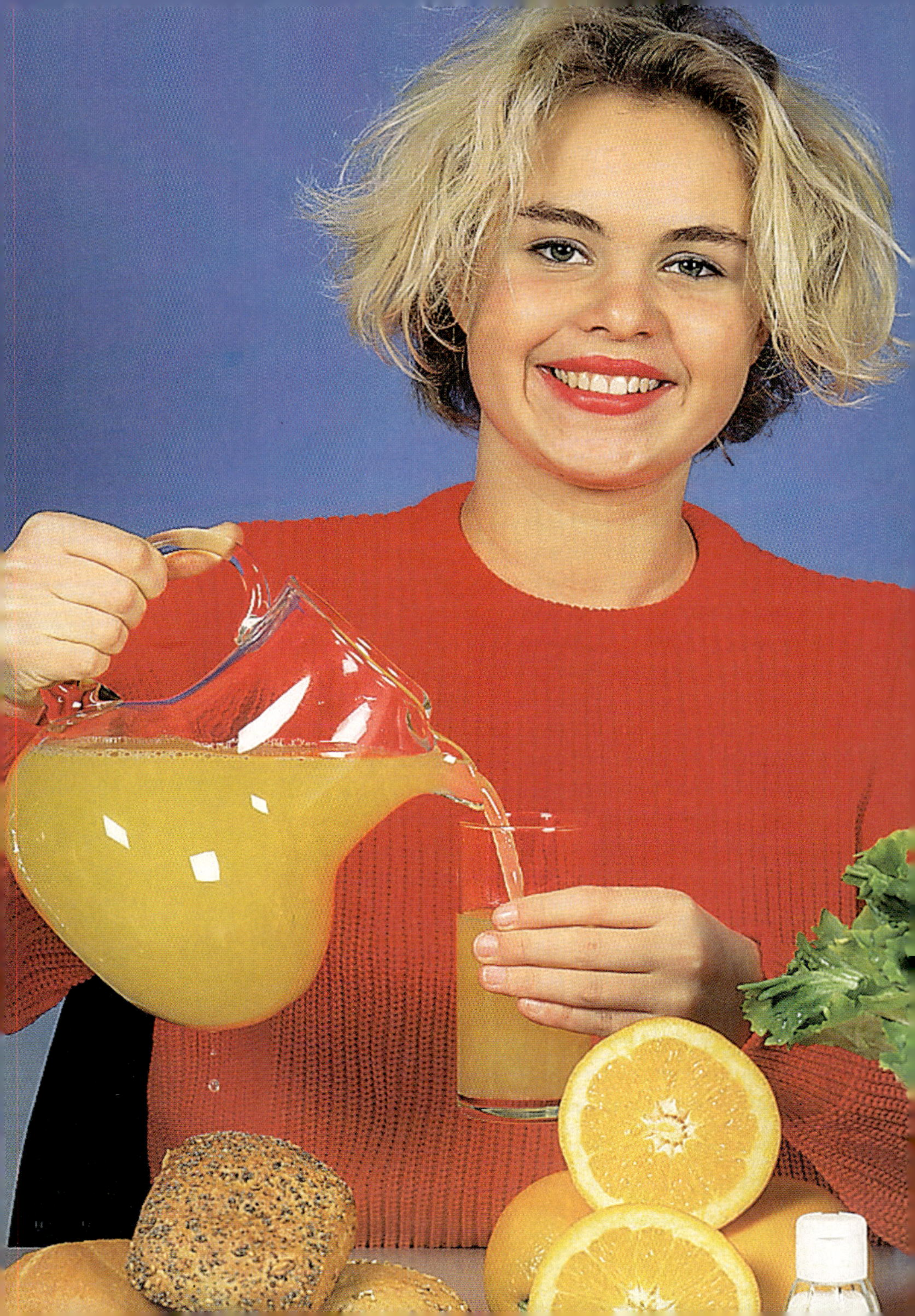

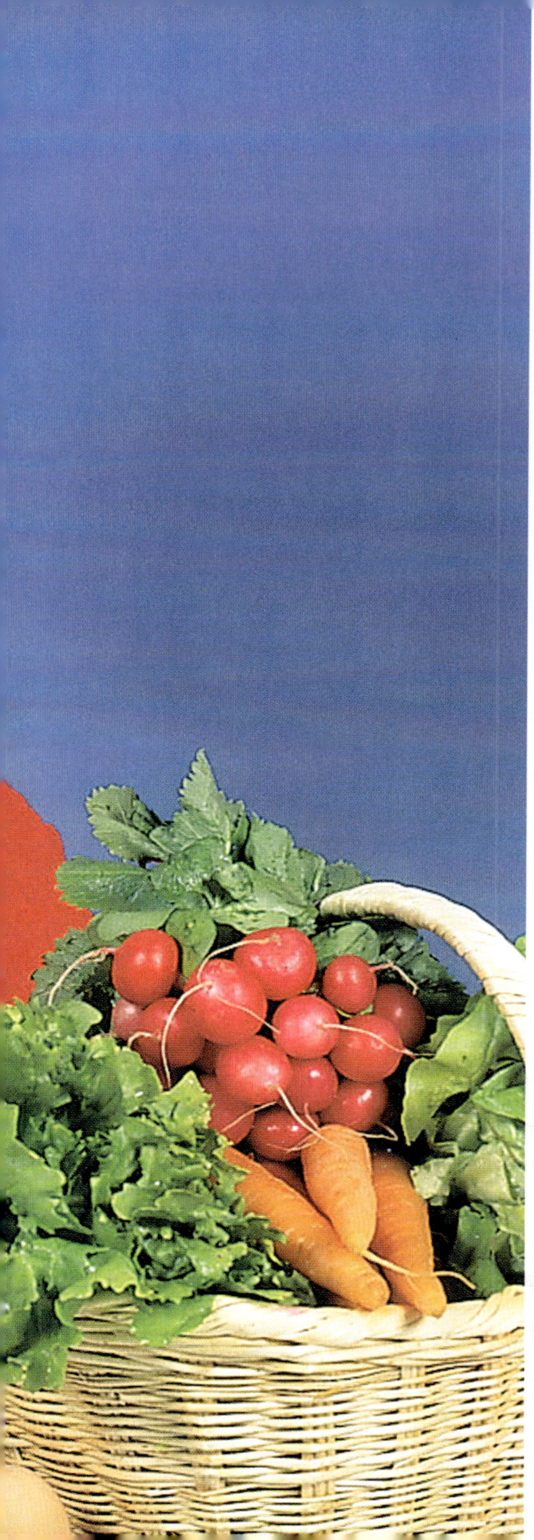

Das 7-Tage-Programm zum Entsäuern

Hat Ihnen der Test gezeigt, daß Sie übersäuert sind? Möchten Sie etwas dagegen unternehmen? Im vorangegangenen Kapitel »Die Säure-Basen-Balance wiedererlangen« haben Sie schon viel darüber gelesen, was Sie zur Entsäuerung tun können. Das folgende Wochenprogramm zeigt Ihnen, wie Sie die vielen verschiedenen Maßnahmen zusammenstellen – zum Wohle Ihres Körpers.

Nun haben Sie bereits so viel über Säuren und Entsäuerung erfahren, daß Sie es nun sicher selbst wissen wollen: Bin ich übersäuert? Und: Was kann ich dagegen tun? Der folgende Test gibt Ihnen Hinweise darauf, wie es um Ihren Säure-Basen-Haushalt bestellt ist.

Test

Bin ich übersäuert?

Folgender Test kann Ihnen erste Anhaltspunkte für eine Übersäuerung geben. (Eine genauere Diagnose kann nur nach Kenntnis der Alkalireserve im Gewebe getroffen werden, die Ihr Arzt bestimmen kann.)

Fragen: Was trifft auf Sie zu?	Antworten: So sauer sind Sie
1. Leiden Sie an einer oder mehreren der im Kapitel „Die Säureleiden von A–Z“ genannten Befindensstörungen oder Krankheiten?	Jedes der genannten Leiden spricht für eine Übersäuerung als Ursache oder Begleiterscheinung.
2. Sind Sie mit Ihrer Haut zufrieden? Ist sie rosig, straff, elastisch wie bei einem dreijährigen Kind, ist sie rein, weder verdickt und aufgequollen (z.B. Doppelkinn) noch dünn und knittrig?	Die verschiedensten Hautleiden beruhen auf Übersäuerung, aber auch einfach nur unschöne, faltige, gequollene, gealterte oder infektanfällige Haut ist säurebelastet. Gerade durch Gelbildung aufgrund übermäßiger Säure wird der Alterungsprozeß der Haut beschleunigt. Eine Säure-Basen-Therapie wird Ihre Haut verjüngen und verschönen!
3. Schmerzt Sie der Säuregriff (s. S. 84)? Leiden Sie an Schmerzen?	Schmerzen sind der Schrei des Gewebes nach Abtransport der Säuren. Sie sollten ihn nicht verhallen lassen.
4. Ist Ihre Verdauung tipptopp in Ordnung? Leiden Sie weder an	Von einer gestörten Verdauung nimmt die Übersäuerung ihren Ausgang. Da-

Sodbrennen noch an Aufstoßen, Blähungen, Völlegefühl, Verstopfung, Durchfällen oder Heißhunger (z.B. auf Süßes)?	her steht eine grundlegende Darmsanierung am Beginn der Entsäuerung (s. S. 157).
5. Wieviel Kaffee, Schwarztee, Colagetränke, Energy-Drinks und Alkohol trinken Sie pro Tag?	Die Säure in den genannten Getränken selbst und ihr Einfluß auf das Nervensystem (adrenalinähnliche Wirkung von Koffein), das aufgeputscht wird und den Stoffwechsel in Richtung Säure verschiebt, belasten die Säure-Basen-Bilanz.
6. Rauchen Sie?	Nikotin hemmt die Durchblutung; deshalb werden Säuren vermindert abtransportiert, fallen aber vermehrt im Stoffwechsel an.
7. Sind Sie ein bewegungsfreudiger Mensch?	Bewegungsmuffel atmen weniger Säure ab und bauen sich eine schwächere Alkalireserve auf.
8. Geht Ihr Alltag mit übermäßig viel Streß einher, so daß Sie sich überfordert fühlen? Auf einer Streß-Skala von 1 bis 10: Wo würden Sie sich einordnen? Gönnen Sie sich Ruhepausen, oder sind Sie der „Alles-heute-erledigen"-Typ?	Ab Streßskala 7: Der ständige Streß führt zu einem gesteigerten Stoffwechsel und zum vermehrten Säureanfall. Entspannen ist der erste richtige Schritt zur positiven Säure-Basen-Bilanz.

Was Sie vorher wissen sollten

Hat Ihnen der Test gezeigt, daß Sie übersäuert sind? Möchten Sie etwas dagegen unternehmen? Im Kapitel „Die Behandlung des Säure-Basen-Ungleichgewichtes" haben Sie schon viel darüber gelesen, was Sie zur Entsäuerung tun können. Das folgende Wochenprogramm zeigt Ihnen, wie Sie die vielen verschiedenen Maßnahmen zusammenstellen – zum Wohle Ihres Körpers.

Sie finden für jeden Tag Anregungen, die Sie aber auch gegeneinander austauschen können. Am Ende der Woche haben Sie eine ganze Reihe verschiedener Methoden kennengelernt und können sich anschließend die bewährtesten herauspicken und diese Elemente anschließend in Ihren Alltag übernehmen.

Wann ist der beste Zeitpunkt zum Anfangen?

Der dritte Tag ist kritisch.

Das Entsäuerungsprogramm sollten Sie donnerstags oder freitags beginnen. Es wirkt ähnlich wie eine Kur und bedeutet für den Körper eine Umstellung. Wie bei der Kur oder auch im Urlaub spürt man die Umstellung am dritten Tag besonders deutlich und ist dann nicht ganz so leistungsfähig (die meisten Unfälle im Skiurlaub z. B. passieren am dritten Tag!). Daher ist es günstig, wenn dieser kritische Tag auf einen Samstag oder Sonntag fällt. Noch besser wäre es natürlich, wenn Sie während Ihrer Entsäuerungswoche Urlaub nehmen könnten.

Lecker essen und dennoch entsäuern

Genießen Sie!

Die Kriterien für eine Ernährung im Säure-Basen-Gleichgewicht haben Sie beim Lesen des Buches schon kennengelernt und wissen, daß Sie einerseits auf die Auswahl der Nahrungsmittel achten müssen, andererseits aber auch auf die Rahmenbedingungen beim Essen, damit die übermäßige Säurebildung im Darm gestoppt wird.

Für das Wochenprogramm haben Ihnen die Küchenchefs der Allgäu-Clinicen in Bad Wörishofen und Hindelang,

Herr Werner Trautwein und Herr Klaus Müller, für jeden Tag köstliche Rezepte für Frühstück, Mittag- und Abendessen zusammengestellt. Die Rezepte können Sie auch gegeneinander austauschen, dabei sollten Sie aber beachten, daß Mittag- und Abendessen nicht getauscht werden.

Frühstück und Abendessen sind unkompliziert. Das Mittagessen ist jeweils etwas aufwendiger, Sie können es aber teilweise auch mit zur Arbeit nehmen. Frisch zubereitet haben Sie allerdings am meisten davon. Die Rezepte sind jeweils für eine Person bemessen.

Das Frühstück für Ihr Wochenprogramm

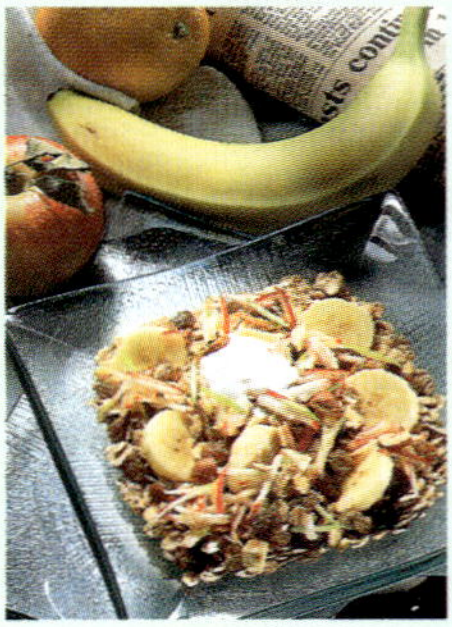

An allen Tagen des Wochenprogramms können Sie sich Ihr Frühstück aus den folgenden Zutaten selbst zusammenstellen – wählen Sie das aus, was Sie gerne mögen.

- Haferflocken oder eingeweichtes Vollgetreide (nach Verträglichkeit)
- kleingeschnittenes frisches Obst (Bananen, Äpfel, Birnen, Obst der Jahreszeit)
- Nüsse, Mandeln
- zum Süßen beispielsweise Rosinen oder Trockenobst (ungeschwefelt), auch (wenig) Honig, Ahornsirup, Birnen- oder Apfelkraut
- Milch, Buttermilch, Joghurt, nach Belieben auch Kefir, Quark, Dickmilch
- magerer Käse, in Scheiben geschnittener kalter Braten, Schinken
- Kräuter- oder Obstquark
- Knäckebrot, Vollkornbrot oder -brötchen
- etwas Butter
- Obstsaft, am besten frisch gepreßt

Als Getränk sind Kräutertee, Malzkaffee, evtl. mindestens fünf Minuten gezogener Schwarz- oder Grüntee geeignet. Auf Kaffee sollen Sie verzichten.

Wir lassen beim Frühstück bewußt die Mengenangaben weg, da es sich nicht um eine Schlankheits-, sondern eine Säure-Basen-Diät handelt. Das Frühstück steht unter dem Motto: Frühstücken wie ein Kaiser! Sie sollen aber ab heute ganz bewußt auf den Sättigungsreflex achten. Stellen Sie sich erst einmal ein kleines Müsli zusammen, und schmecken Sie es ganz aus. Wenn Sie keinen Zucker verwenden, erschließt sich der Geschmack um so besser, je länger Sie kauen.

Das Abendessen für Ihr Wochenprogramm

Für das Abendessen dürfen Sie aus verschiedenen Brotsorten wählen (Knäcke-, Vollkorn-, Grahambrot sind besonders geeignet). Ausnahme: der Entlastungstag. Als Brotaufstrich sind folgende Nahrungsmittel geeignet: Quark in verschiedenen Zubereitungen, etwas Butter, kalter Braten von Fleisch oder Geflügel, Kräuter (Petersilie, Schnittlauch, Dill – was Sie frisch erhalten!).

Das folgende Rezept für die Basensuppe werden Sie an zwei Tagen brauchen.

Basensuppe – so wird´s gemacht

Da vor allem Wurzelgemüse sehr basenreich ist, kann aus ihnen eine sogenannte Basenbrühe/-suppe hergestellt werden, die Flüssigkeit und gleichzeitig basische Mineralstoffe zuführt. Genießen Sie Basenbrühe ab und zu auch einmal anstelle von Tee.
Wählen Sie unterschiedliche Gemüse je nach Geschmack aus:

Karotten, Sellerie, Zucchini, Petersilienwurzel, Fenchel, Kürbis, als Gewürz: Liebstöckel, Petersilie

Gemüse sehr klein schneiden und in reichlich Wasser garen. Bei der Basensuppe ist es erwünscht, daß das Gemüse auslaugt!

Fastende essen nur die reine Brühe, also das „Kochwasser" ohne das Gemüse, das abgesiebt werden muß. Wenn Sie nicht fasten, sollten Sie das Gemüse in der Kochflüssigkeit pürieren und erhalten eine mehr oder weniger dicke Suppe. Sie können auf Vorrat kochen und das, was Sie heute nicht benötigen, einfrieren.

Beachten Sie beim Essen folgende Regeln

Nach 15 Minuten sind Sie auf jeden Fall satt.

- Essen Sie langsam, so daß Sie das Sättigungsgefühl rechtzeitig wahrnehmen. Wenn Sie gleichzeitig etwas abnehmen wollen, sollten Sie bewußt ganz langsam essen, denn nach etwa 15 Minuten stellt sich regelmäßig ein Sättigungsgefühl ein, auch wenn sie nur wenig essen.
- Sind Sie satt, sollten Sie sofort die Mahlzeit beenden. Dann besteht keine Gefahr, daß Sie Ihre Verdauungskapazität überlasten und daß ein Überangebot an Nahrung im Verdauungstrakt der Gärung anheimfällt.
- Essen Sie erst wieder, wenn Sie wirklich Hunger verspüren. Wenn Sie während des Wochenprogramms auch ein bißchen abnehmen wollen, sollten Sie das erste Hungergefühl mit Tee verscheuchen und die Zeit bis zur nächsten Mahlzeit so noch etwas länger ausdehnen.
- Essen Sie nie, wenn Sie gestreßt oder erschöpft sind, wenn Sie frieren oder Sie keine Lust zum Essen haben. In all diesen Fällen ist der Verdauungskanal nicht aufnahmebereit.

Viel trinken – eine Säule der Entsäuerung

Wie Sie schon auf Seite 33 gelesen haben, ist die Niere ein wichtiges Ausscheidungsorgan für Säuren. Unbedingte Voraussetzung dafür ist aber, daß Sie viel trinken.

Einkaufsliste

- Basenpulver: in der Apotheke mischen lassen (Rezept s. u.) oder Fertigpräparat, z. B. in Form von Basenpulver oder -tabletten
- Natriumbicarbonat als Badesalz

Basenpulver nach Dr. Bachmann

- Calciumcarbonat 48 g
- Natriumhydrogencarbonat 40 g
- Natriumphosphat 5 g
- Kaliumhydrogencarbonat 5 g
- Tricalciumcitrat 2 g
- 3x täglich 1 – 2 Teelöffel in 250 ml Wasser einnehmen

Für die Kneipp-Anwendungen

- Körperbürste
- Wickeltücher
- Leintuch
- Baumwolltuch
- Wolltuch
- evtl. Gießrohr, wenn Sie Güsse machen wollen
- Wärmflasche
- Plastikwanne für Fußbad
- Badethermometer
- Dicke Socken
- Kneippstrümpfe-Set

Aromaöl nach Belieben
(s. S. 178)

- Bezugsadresse (auch für Teemischungen): Gesundheitsservice der Allgäu-Clinic Gerberweg 6 D-87541 Hindelang

Lebensmittel

Folgendes sollten Sie im Haus haben:

- Dinkelflocken, Haferflocken oder Vollgetreideflocken
- Knäckebrot, Vollkornbrot oder -brötchen, Vollkorn- und/oder Dinkeltoast, Grahambrot
- Nüsse, Mandeln
- Hirse
- Rosinen, Trockenobst (ungeschwefelt)
- Joghurt (am vorteilhaftesten mit lebenden Joghurt-Kulturen), nach

Belieben auch Kefir, Dickmilch, Buttermilch
- Magerer Käse, in Scheiben geschnittener kalter Braten
- Magerquark
- Sahne, Crème fraîche, saure Sahne
- Butter
- Milch
- Obstsaft, wenn Sie Saft nicht frisch pressen können

- Kräuterteemischung aus dem Reformhaus als Durstlöscher (Heilkräutertees s. S. 174), nach Belieben Malzkaffee, Schwarz- oder Grüntee
- Süßmittel: Honig, Ahornsirup, Birnenkraut
- Mondamin
- 4 Blatt Gelatine

Gewürze:
- Soja- und Worcestersauce
- Zimt (gemahlen und als Stange)
- Paprika
- Curry
- Muskatnuß
- Senf, Meerrettich
- Mohn
- Balsamico-Essig (oder Weinessig), Oliven-, Sonnenblumen-, Distelöl
- Gemüsebrühe (wenn Sie die Basenbrühe nicht selbst zubereiten wollen)

Kräuter:
- frischer Dill
- Estragon
- Petersilie
- Schnittlauch
- Basilikum
- Majoran
- Oregano
- Salbei
- Kresse
- Liebstöckel

10 Flaschen Heilwasser:
(0,75 bzw. 1 Liter) (mindestens, gerne mehr)
- 4 Flaschen mit Heilwasser aus Ihrer Gegend
- 1 Flasche stilles vulkanisches Mineralwasser (z. B. Vittel, Evian, Vichy)
- Natriumarmes Heilwasser (z. B. Odenwald-Quelle)
- Sulfatreiches Heilwasser (evtl. aus der Apotheke, z. B. Eberstädter Steinberg Quelle, Ensinger Schiller-Quelle, Imnauer Fürstin-Eugenie-Quelle, Lauchstädter Heilbrunnen)

Kräuterteemischungen:
(fertig mischen lassen oder einzeln zusammenstellen aus Brennessel-/Löwenzahnkraut; Anis-Fenchel-Kümmel-Samen, Birkenblättern, Weißdornblättern, Lindenblüten und Rosmarinblättern)

- Brennessel-Löwenzahn-Tee
- Anis-Fenchel-Kümmel-Tee
- Birken-Brennessel-Weißdorntee
- Melissen-, Baldrianwurzel- und Hopfentee
- Birken-, Brennessel- und Lindenblütentee
- Rosmarintee

Frisch sollten Sie einkaufen:

Gemüse:

- 1 Schlangengurke
- Sellerie
- 3 Paprikaschoten
- 5 Karotten
- 6 Tomaten
- 6 Kartoffeln
- 1 Zucchini
- 50 g frischer Blattspinat
- Petersilienwurzel
- 1 Fenchelknolle
- 100 g Rucola-Salat
- 150 g Mais
- roh eßbares Gemüse der Saison nach Geschmack

Obst:

- Obst der Jahreszeit, Orangen
- 1 Birne
- 2 Pflaumen, wenn nicht frisch erhältlich: anderes Obst
- 30 g Beerenobst
- 200 g Waldbeeren

- 5 Eier

- 20 g Emmentaler
- 20 g Camembert

- 2 Hähnchenbrüstchen

- Seefisch (Rollmops, Räucherlachs)
- 1 frische Forelle

Als Getränke stellen Sie sich für jeden Tag eine Kanne mit Kräutertee bereit und zwei Flaschen Mineralwasser. Besonders geeignet sind die stillen vulkanischen Wasser wie Vittel, Volvic oder Evian. Normales Leitungswasser und Heilwasser tun es auch.

Tee für die kurmäßige Entsäuerung

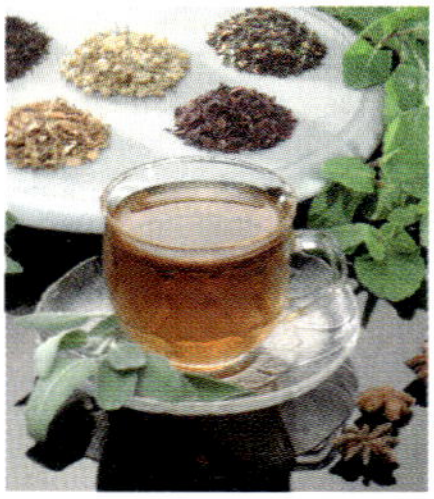

Während des Wochenprogramms ist eine Mischung aus Löwenzahn, Brennessel und Lindenblüten ideal. Der Löwenzahn regt die Entgiftung über die Leber an, die Brennessel wirkt über die Niere und die Lindenblüten über die Haut. Lassen Sie sich die getrockneten Kräuter in Ihrer Apotheke mischen. Wichtig ist bei diesem Tee die Dosierung: 1 Teelöffel der getrockneten Kräutermischung muß für 1 Liter Wasser reichen. 5 Minuten ziehen lassen. Trinken Sie mindestens eine Kanne pro Tag, besser wären jedoch 2 Liter. Damit Sie etwas Abwechslung haben und auch andere entsäuernde Tees kennenlernen, bieten wir Ihnen im Getränk des Tages Alternativen an.

Morgens in Schwung kommen ohne Kaffee

Das Wochenprogramm hält für jeden Morgen eine Anwendung bereit, mit der Ihr Körper auch ohne Kaffee in Schwung kommt. Am besten wäre es, wenn Sie – zumindest während des Wochenprogramms – die Kaffeemaschine verbannen. Wie schon auf Seite 137 beschrieben, werden Sie das Weglassen des gewohnten Suchtmittels Kaffee nicht ganz ohne „Entzugssymptome" überstehen. Einen Tag ohne Kaffee, und schon klagen viele über Kopfschmerzen, Abgeschlagenheit und bleierne Schwere. Aber erstens verschwinden diese Symptome meist schon nach einem Tag, und zweitens können Sie auch den „warmen Entzug" wählen: Steigen Sie auf schwarzen Tee um, aus dem das Koffein (früher als Tein bezeichnet) langsamer in das Blut aufgenommen wird. Lassen Sie den Tee allmählich immer länger ziehen, so daß er weniger sauer wirkt (s. S. 137f.).

Teetrinker leben gesünder!

Gönnen Sie sich viel Ruhe

Wenn Sie ganz auf aufputschenden Kaffee oder Tee verzichten, werden Sie möglicherweise eine ständige bleierne Müdigkeit verspüren, ein Zeichen, wie nötig Sie eine Erholung haben. Geben Sie dieser Müdigkeit unbedingt nach, übertönen Sie sie nicht (auch nicht mit aufregenden Krimis oder ähnlichem!). Patienten berichten teilweise, daß sie sich ganz zerschlagen fühlen oder regelrecht Schmerzen wie bei einem Muskelkater (die Säure!) haben. Diese Phase gilt es durchzustehen, da Sie eine wichtige Station auf dem Weg der Entsäuerung ist. Wenn Sie diese eigentliche Müdigkeit ignorieren, können Sie zwar heute, morgen und übermorgen weitermachen wie gewohnt, aber früher oder später kommt dann das böse „Erwachen". Lernen Sie, wieder auf die natürlichen Signale Ihres Körpers zu vertrauen.

Sanfte Hilfen zum Einschlafen

Schlaf ist das „Naturheilmittel Nummer 1".

Abends gehen Sie früh zu Bett – die Lieblingssendung zeichnet der Videorecorder auf. Unternehmen Sie am besten vorher noch einen Abendspaziergang, das entspannt und macht müde. Probieren Sie auch mal folgende Einschlafhilfe: Den Oberkörper mit kühlem Wasser abwaschen, nicht abtrocknen, sondern gleich ins Bett gehen! Bald wird Ihnen wohlig warm, und die Ausscheidung, die nachts auf Hochtouren läuft, wird mild angeregt.

Entspannung ist ganz wichtig

Streß macht sauer!

Wie schon an mehreren Stellen in diesem Buch angeklungen ist, ist in einem übersäuerten Körper oft eine übersteigerte Arbeit des Sympathikus, unseres Aktivitätsnervs, zu beobachten. Übersäuerung geht oft mit einem hektischen Lebensstil, mit Streß und Hast einher. Mit Hilfe von

Entspannungsverfahren können wir aber den Gegenspieler, den Parasympathikus, den Ruhenerv, stärken.

Der Lohn des Erlernens eines Entspannungsverfahrens besteht darin, daß Sie Ihren Körperreaktionen bei Streß nicht mehr ausgeliefert sind, sondern ganz souverän selbst über Ihren Körper verfügen können. Sie lernen, sich nicht zu verspannen, vielleicht sogar ganz bewußt den Herzschlag und die Atemfrequenz zu verlangsamen. Sind die Muskeln entspannt und der Kreislauf gebändigt, dann wird der Stoffwechsel auch nicht mehr von einer streßbedingten Säurenflut belastet.

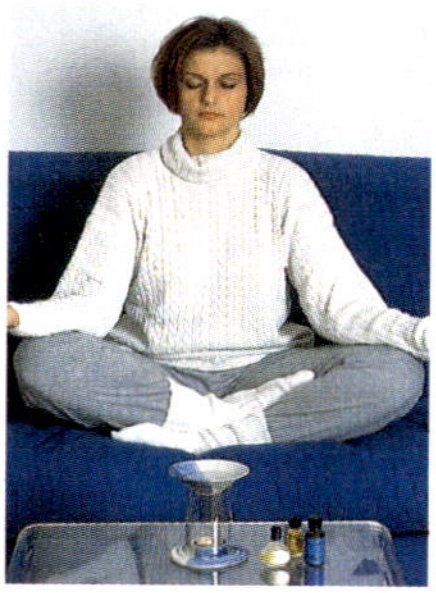

Ein Entspannungsverfahren sollten Sie am besten unter fachkundiger Anleitung lernen. Volkshochschulen sind preiswerte Anbieter verschiedener Methoden. In letzter Zeit erfreut sich T`ai Chi immer größerer Beliebtheit, möglicherweise auch deshalb, weil es wieder den Ruch des Neuen hat, der z.B. beim Autogenen Training schon wieder etwas abgeblättert ist.

Schaffen Sie sich Entspannungsoasen

Ihr Wochenprogramm zur Entsäuerung sollte jetzt aber nicht daran scheitern, daß gerade kein Kursbeginn abzusehen ist (eine kurze Übung aus dem Autogenen Training und aus der Progressiven Relaxation nach Jacobson finden Sie im Anschluß an das Wochenprogramm). Auch ohne methodische Anleitungen sollten Sie sich Entspannungsoasen gönnen, und das mehrfach täglich. Als erstes sollten Sie ein Auge für die Gelegenheiten bekommen, zu denen sie sich entspannen können:

- Räkeln Sie sich morgens im Bett erst einmal ausgiebig, das tut auch dem Kreislauf gut.
- Genießen Sie das Frühstück ganz bewußt in Stille, oh-

Entspannen Sie mit folgenden Aromaölen

- Basilikum: zur Nervenstärkung, lindert nervöse Erschöpfung und Depressionen
- Bergamotte: stimmungshebend, belebend
- Geranie: zugleich stimmungsaufhellend und beruhigend
- Jasmin: stimmungsaufhellend, entspannend
- Lavendel: beruhigend und belebend, bei nervöser Anspannung und Kopfschmerzen
- Lorbeeröl: stimmungsaufhellend, fördert einen gesunden Schlaf
- Majoran: entspannend
- Melisse: stimmungshebend, beruhigend
- Muskatellersalbei: stimmungsaufhellend (euphorisierend), schlaffördernd
- Neroli (eine Orangenart): antidepressiv, gegen nervöse Verspannungen und Schlaflosigkeit
- Orange: erfrischend und zugleich beruhigend
- Patschuli: stimmungshebend bei Depressionen und nervöser Anspannung
- Rose: stimmungshebend, bei geistiger Erschöpfung
- Rosmarin: bei Spannungskopfschmerzen und Ermüdung, belebend (kein abendliches Bad mit Rosmarin wegen der anregenden Wirkung)
- Sandelholz: beruhigend, spannungslösend
- Thymian: bei geistiger Erschöpfung und Anspannung
- Weihrauch: stimmungshebend, fördert die Konzentration
- Ylang-Ylang: in geringen Mengen entspannend
- Zimt: bei Erschöpfung, trauriger Verstimmung (ihm wird auch eine aphrodisierende Wirkung nachgesagt)
- Zypresse: beruhigend

Tip: Wenn Sie oder einer Ihrer Mitbewohner an chronischer Bronchitis mit allergischer Komponente oder an Asthma leiden, sollten Sie mit der Aromatherapie etwas vorsichtig sein, da sie die Atemwege reizen kann.

ne dabei die Nachrichten im Radio zu verfolgen. Auch am Arbeitsplatz gibt es Gelegenheiten, kleine Pausen einzulegen, die Sie ganz bewußt genießen sollten: Atmen sie einige Male tief durch.

- Zu Hause sollten Sie einen Lieblingsort haben, und sei es nur ein Sessel, in den Sie sich zurückziehen und ungestört sein können. Verteidigen Sie diesen Platz unbedingt! Am besten wäre es, wenn Sie die Tür schließen und die Mitmenschen ein Schild „Bitte nicht stören" respektieren würden. Manchmal kostet es Überzeugungsarbeit, daß Ihnen ein paar Minuten Ruhe täglich zustehen, selbst wenn Sie ein Dutzend Kinder hätten!

Schaffen Sie sich eine Oase der Ruhe.

- Am wirkungsvollsten ist eine Ruhephase, wenn Sie ein Ritual haben. Im Handel gibt es die verschiedensten Kissen („Meditationskissen"), Yogamatten und Hocker, die Sie zu einem festen Teil Ihres Entspannungsrituals machen können. Vor allem Frauen und Kinder mögen gerne den Duft, den Aromalämpchen verströmen. Wenn Sie geeignete ätherische Öle auswählen, wird die Entspannung zusätzlich gefördert. (Die Nervenverbindungen von der Nase zum Gehirn gehören zu den ältesten Anteilen des Zentralen Nervensystems. Geruch und Emotionen sind eng miteinander verknüpft.) Einen wunderbar entspannenden Badezusatz bekommen Sie, wenn Sie die beschriebenen Kräuter kleingeschnitten (aus der Apotheke) oder als Duftöl ins heiße Badewasser geben.

Ätherische Öle steigern die Wirkung eines entspannenden Bades.

1. Tag

Stimmen Sie sich ein auf Ihr Wochenprogramm

Aufstehen

Nehmen Sie als erstes Ihr Basenpulver ein.

Heute sollen Sie Ihren Kreislauf ohne Genußgifte in Schwung bringen. Der Tag beginnt mit ausführlicher Muskeldehnung (besser bekannt als „Räkeln"). Dann stehen Sie auf und kreisen vor geöffnetem Fenster 10- bis 15mal mit den Armen.

Als nächstes kommt eine Wechseldusche dran. Achten Sie von nun an den ganzen Tag über auf warme Füße: Laufen Sie zu Hause entweder in Pantoffeln umher, oder – wenn Ihnen das zu unbequem ist – in dicken Socken.

Frühstück

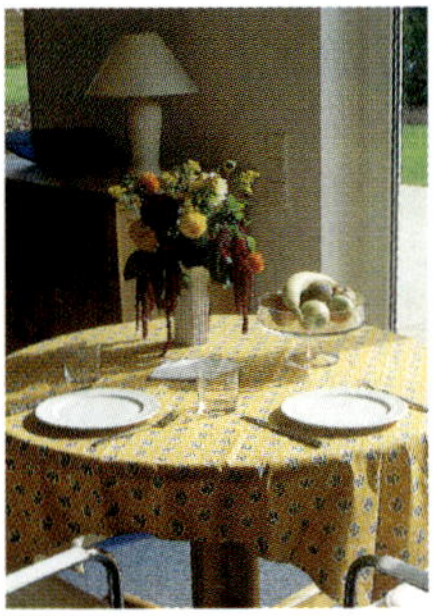

Heute feiern Sie Abschied vom Kaffee: Verzichten Sie heute entweder gleich ganz darauf, oder steigen Sie auf schwarzen Tee um, denn dann werden die Entzugserscheinungen nicht ganz so kraß ausfallen (s. S. 137). Wenn Sie auf Kaffee ganz verzichten, können sich heute, evtl. auch noch morgen, Kopfschmerzen einstellen. Dagegen helfen:

- Das heiße Fußbad (leitet das Blut vom Kopf in die Füße): Füllen Sie heißes Wasser in ein geeignetes Gefäß, evtl. einen Spritzer „Erkältungsbad" dazu. Der Wasserspiegel sollte eine Handbreit über den Knöcheln enden. Wenn Sie an Krampfadern leiden, ist das Fußbad allerdings nicht geeignet; Frauen sollten es während ihrer Regelblutung entweder gar nicht anwenden oder nicht so heiß baden.
- Reiben Sie eine Pfefferminzöl-Lösung in die Schläfen ein (in der Apotheke erhältlich als Stift oder im Fläschchen).
- Machen Sie einen kalten Armguß (s. S. 144).
- Gehen Sie an der frischen Luft spazieren.

Eine gesunde Alternative zu Kaffee mit einem annähernd ähnlichen Geschmack ist Getreide-Kaffee (Kaffe-Ersatz). Das wichtigste beim Frühstück sind nicht die Zutaten, sondern die Gelassenheit. Sie sollen genießen!

Getränke des Tages:
- 2 Flaschen Heilwasser; Heilwässer erkennen Sie an der grünen Mehrwegflasche (0,75 Liter)
- 1 Liter Brennessel-Löwenzahn-Lindenblüten-Tee

Später Vormittag

Nehmen Sie Ihr Basenpulver ein.

Mittagessen

Wenn irgend möglich, sollten Sie sich vor dem Essen eine kleine Ruhepause gönnen. Wenn Sie zu Hause sind, empfiehlt es sich, kurz mit einer Wärmflasche auf dem Leib zu ruhen.

Ihr heutiges Mittagsmenü
- Gurken-Birnen-Rohkost
- Paprika, mit Hirse gefüllt, Kresserahm, Karottengemüse
- Pflaumen mit Mohnnockerln

Gurken-Birnen-Rohkost

Zutaten

1/4 Schlangengurke
1/2 Birne
1/2 Becher Bioghurt
Zitronensaft
1 TL Honig
etwas frischer Dill

- Die Schlangengurke waschen und raspeln.
- Die Birne ebenfalls waschen und kleinschneiden.
- Den Dill gut waschen, trockentupfen und hacken.
- Rühren Sie aus Bioghurt, Zitronensaft und Honig eine Marinade. Mischen Sie die Gurkenstücke mit der Birne in einem Schälchen, und geben Sie die Marinade darüber. Zum Schluß Dill über den Rohkostsalat streuen.

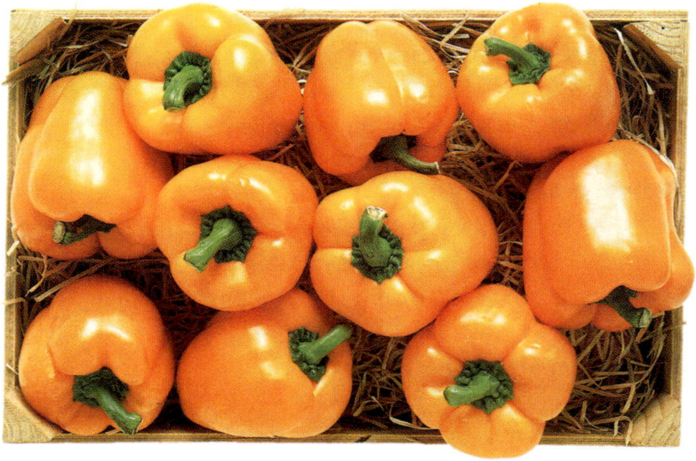

Zutaten

1/2 Paprikaschote
30 g Hirse
1 Ei
1 EL Frischkäse
Estragon
frische Kräuter (z.B. Petersilie, Basilikum)

Paprika, mit Hirse gefüllt

- Hirse mit der doppelten Wassermenge ca. 30 Minuten garen und dann abkühlen lassen.
- In der Zwischenzeit die Paprika waschen, längs halbieren, die Kerne entfernen und in eine leicht gefettete feuerfeste Form setzen. (Bleibt noch Zeit, können Sie schon den Kresserahm vorbereiten.)
- Die abgekühlte Hirse mit dem Ei und Frischkäse vermischen und mit Estragon und nach Belieben mit den frischen Kräutern abschmecken.
- Die Hirsemasse in die Paprika füllen und in der feuerfesten Form ca. 20 Minuten bei 200 °C garen.

Kresserahm

Die Kresse im Mixer zerkleinern und mit Milch und Sahne vermischen. Zum Binden das Mondamin zufügen. Mit Sojasoße abschmecken.

Zutaten

- 1 Kästchen Kresse
- $^1/_8$ l Milch
- 1 TL Sahne
- $^1/_8$ TL Mondamin
- Sojasoße

Karottengemüse

- Die Karotten mit der Gemüsebürste gründlich säubern, je nach Beschaffenheit auch schälen. Dann in Scheiben schneiden, in wenig Wasser dünsten oder im Dämpfeinsatz dämpfen, bis sie gerade weich sind. Zum Schluß mit den Kräutern abschmecken.

Zutaten

- 2 mittelgroße Karotten
- frische Kräuter nach Belieben (z.B. Petersilie, Basilikum)

Pflaumen mit Mohnnockerln

- Die beiden Pflaumen halbieren und auf einem Teller anrichten. Mit etwas Zimt bestäuben.
- Verrühren Sie den Quark und den Bioghurt mit dem Zimt und dem Mohn. Stecken Sie mit einem Eßlöffel Nockerln ab und setzen Sie sie neben die Pflaumen.

Zutaten

- 2 Pflaumen
- Zimt
- 1 TL Honig
- 2 EL Quark
- 2 EL Bioghurt
- 1 TL Mohn
- Minzeblätter

Nachmittags

Nehmen Sie Ihr Basenpräparat nach Anweisung mit 250 ml Wasser ein.

Zur Ruhe kommen

Nehmen Sie sich mindestens eine halbe Stunde Zeit für sich. Suchen Sie sich einen warmen, gemütlichen Ort, legen Sie eine angenehme Musik auf, und genießen Sie den Duft eines Aromaöls. Sie können diese Zeit auch nutzen,

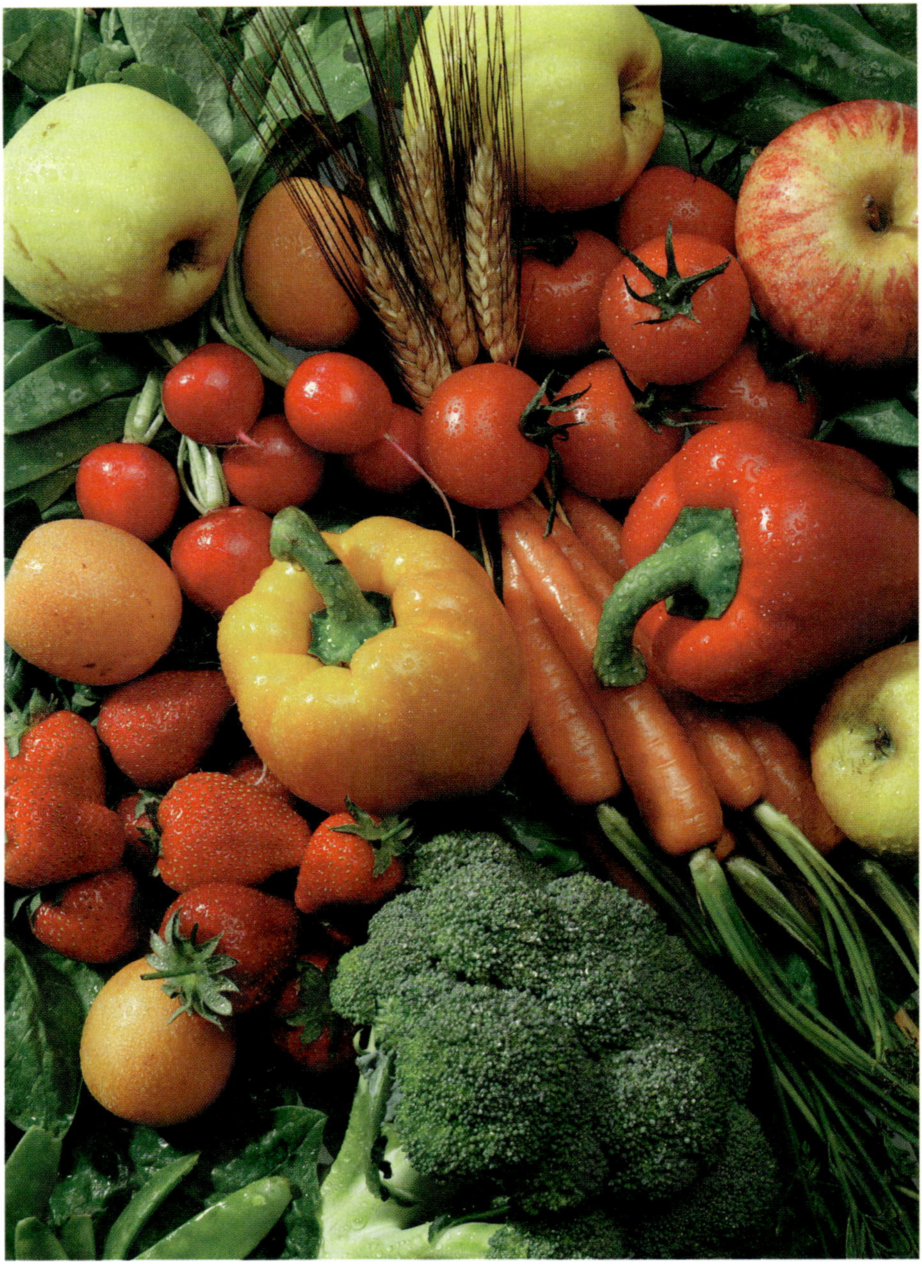

um die Muskelentspannung nach Jacobson einmal auszuprobieren. Führen Sie die auf Seite 211 genannte Übung durch.

Abendessen

Wie Sie schon gelesen haben, haben Sie beim Abendessen aus den auf Seite 170 genannten Brotsorten und Nahrungsmitteln die freie Wahl.
Als Besonderheit gibt es heute Abend: Tomatenquark für das Brot

Zutaten

- 1 bis 2 Tomaten
- 1 EL Quark
- etwas Crème fraîche oder saure Sahne
- Basilikum, Salz und Pfeffer

- Pürieren Sie die Tomaten im Mixer. Geben Sie den Quark und etwas Crème fraîche bzw. die saure Sahne hinzu.
- Schmecken Sie die Mischung mit Basilikum und wenig Salz und Pfeffer ab.

Abendspaziergang

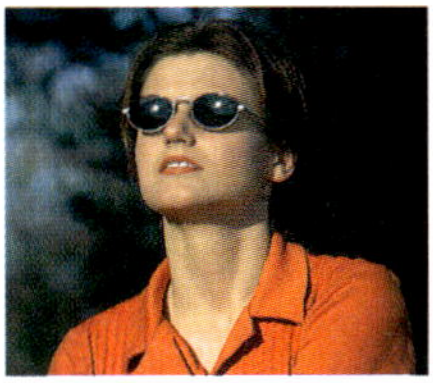

Nach dem Abendessen unternehmen Sie zum Abschluß des Tages einen Spaziergang (es gibt kein schlechtes Wetter, nur schlechte Kleidung).
Wenn wirklich ausgerechnet heute Mistwetter herrscht, wählen Sie die Alternative „früh zu Bett gehen"! Als Einschlafhilfe dienen feuchte Kneipp-Socken. Tip: bevor Sie die feuchten Socken machen, bereiten Sie sich noch Ihr Basenpräparat zu und stellen es auf den Nachttisch.

Feuchte Kneipp-Socken

So wird´s gemacht

Feuchten Sie Baumwollkniestrümpfe mit handwarmem Wasser an und streifen Sie sie über. Darüber kommen dicke Wollstrümpfe (Ski- oder Wanderstrümpfe). Auf den Kaltreiz der feuchten Socken hin erwärmen sich die Füße reaktiv. Warme Füße sind das beste Einschlafmittel, ausreichender Schlaf ist das Naturheil- und Entsäuerungsmittel Nummer eins! Sie können die Strümpfe bis zum Aufwachen anbehalten.

Ein professionelles Kneippstrümpfe-Set (mit Leinen- und Wollstrümpfen) können Sie auch fertig kaufen (s. S. 172).

Die letzten Handlungen am ersten Entsäuerungstag: trinken Sie Ihr Basenpräparat und stellen Sie bitte Ihren Wecker.

2. Tag

Säuren ausschwitzen in der Sauna

Aufstehen

Schlafen Sie heute nicht bis weit in den Vormittag hinein aus! Wenn Sie auch gestern gelernt haben, daß ausreichender Schlaf wichtig ist: der Schlaf vor Mitternacht ist der gesündeste. Wenn Sie die Woche über regelmäßig z.B. um 6 oder 7 Uhr aufstehen und am Wochenende sehr lange (also z. B. bis 11 oder halb 12) schlafen, gerät Ihr Biorhythmus durcheinander. Besonders, wenn Sie nun entsäuern und dann möglicherweise noch auf gewohnte Genußmittel wie Kaffee verzichten, rächt sich das etwa durch heftige Kopfschmerzen. Und abends sind Sie auch nicht früh genug wieder müde. Also: Heute ist Aufstehen spätestens eine oder eineinhalb Stunden nach Ihrer gewohnten Weckzeit fällig.
Dennoch sollen Sie sich auch heute ausgiebig im Bett räkeln, bevor Sie aufstehen.

Nehmen Sie direkt nach dem Aufstehen Ihr Basenpräparat ein.

- Kleine Morgengymnastik am offenen Fenster:
- Heute dehnen Sie die untere Rückenmuskulatur. Sie stehen mit den Beinen hüftbreit auseinander und suchen aus dieser Position festen Stand auf einem Bein. Das andere heben Sie mit gebeugtem Knie in Richtung Bauch. Sie können das Knie auch zum Körper hin zie-

hen. Dann folgt das andere Bein, zehnmal im Wechsel. Die Bewegung entspricht einem übertriebenen Schreiten auf der Stelle.

- Um Ihren Kreislauf anzuregen, machen Sie anschließend eine Trockenbürstenmassage. Die Anleitung dazu finden Sie auf Seite 145.

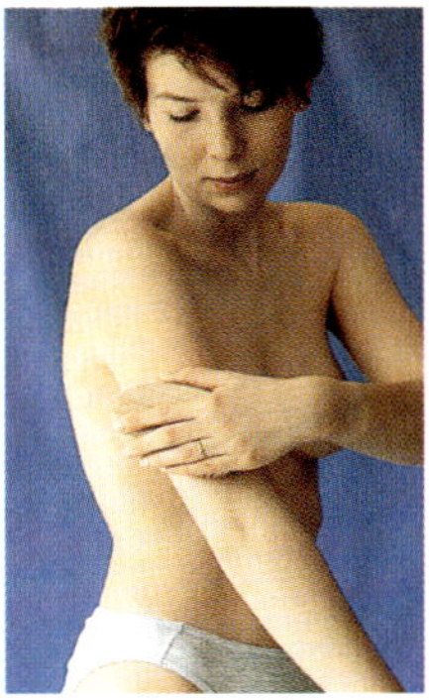

Getränke des Tages:
- Anis-Fenchel-Kümmel-Tee, 1 Liter,
- 2 Flaschen stilles vulkanisches Mineralwasser

Frühstück

Als Besonderheit heute morgen: Ein gekochtes 5-Minuten-Ei, am besten aus Freilandhaltung.

Vormittag

Ideal wäre ein Gang über den Markt, damit Sie sich mit frischem Obst und Gemüse eindecken können.
Falls Sie samstags die Einkäufe für die kommende Woche erledigen: Versuchen Sie heute ganz bewußt, alles in Ruhe zu erledigen; nutzen Sie die Wartezeit in der Schlange an der Kasse für das Zur-Ruhe-Kommen.

Nehmen Sie im Laufe des späten Vormittags Ihr Basenpräparat ein.

Mittags

Heute gibt es keine Ausrede, sich nicht kurz vor dem Essen mit der Wärmflasche auf dem Leib hinzulegen! Wenn Sie für die Familie kochen müssen, dann spannen Sie alle, die das können, für das Tischdecken und Servieren ein.

Ihr heutiges Mittagsmenü:
- Tomatensuppe mit gerösteten Brotwürfeln
- Kartoffelgratin mit Senfsoße, buntes Gemüse
- Buttermilchcreme auf Fruchtmark

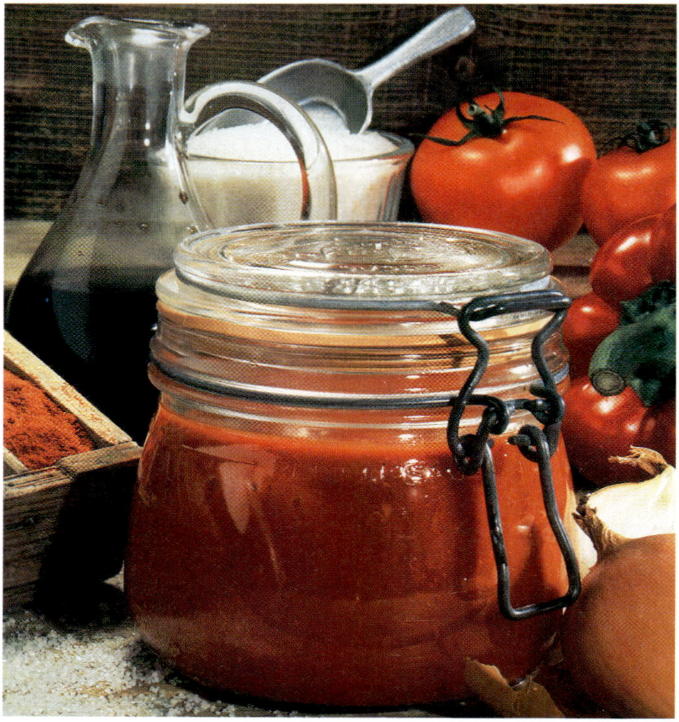

Zutaten

2 Tomaten
2 EL Milch
1 TL Sahne Mondamin
Basilikum
Petersilie
1 Scheibe Vollkorntoast

Tomatensuppe mit Brotwürfeln

- Den Vollkorntoast im Toaster knusprig anrösten und anschließend in Würfel schneiden – dann beiseite stellen.
- Tomaten waschen, den Blütenansatz herausschneiden und vierteln. Im Mixer pürieren.
- Geben Sie alles in einen kleinen Topf, und mischen Sie die Milch und die Sahne unter. Die Suppe erwärmen und mit Mondamin binden.
- Basilikum und Petersilie waschen, kleinschneiden und zu der Suppe geben. Brotwürfel darüberstreuen.

Kartoffelgratin

- Die Kartoffel schälen, halbieren und in sehr dünne Scheiben schneiden. Schichten Sie diese dachziegelartig in eine leicht gefettete feuerfeste Form.
- Mit Majoran, Paprika und Curry würzen.
- Gießen Sie 50ml Milch darüber, und bestreuen Sie die Kartoffeln mit dem geriebenen Käse.
- Im vorgeheizten Backofen bei 180 bis 200 °C 30 – 45 Minuten garen (je nach Dicke der Scheiben).

Zutaten

- 1 größere Kartoffel
- Majoran, Paprika, Curry
- 50 ml Milch
- 20 g geriebener Emmentaler

Senfsoße

- In der Zwischenzeit für die Senfsoße die Milch mit der Sahne verrühren, die Mischung in einem kleinen Topf leicht erwärmen und das Mondamin zum Binden zugeben. Rühren Sie zum Schluß den Senf unter und würzen evtl. mit Worcestersoße.

Zutaten

- 125 ml Milch
- 1 TL Sahne
- Mondamin
- 1 EL Senf

Buntes Gemüse

Das Gratin ist noch im Ofen – Sie können derweil das Gemüse zubereiten.

- Je nachdem, was Sie mögen und eingekauft haben: Gemüse waschen, schälen oder schaben und anschließend in wenig Wasser garen, so daß es noch Biß hat.

Zutaten

- 80g Gemüse, je nachdem, was Sie mögen: Karotten, Zucchini, Lauch, Mais, Paprika
- frische Kräuter

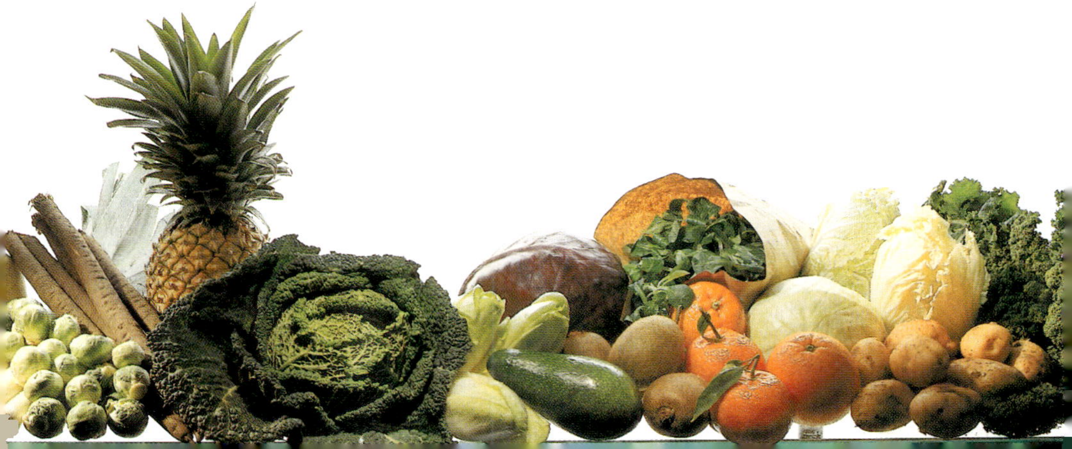

Zutaten

75 ml Buttermilch
2 EL Magerquark
1 TL Ahornsirup oder etwas Süßstoff
gemahlene Nüsse
30 g Beerenobst

Buttermilchcreme auf Fruchtmark

- Die Beeren im Mixer pürieren und in ein flaches Schälchen geben.
- Die Buttermilch mit dem Quark verrühren und mit Ahornsirup oder Süßstoff abschmecken.
- Mit einem Teelöffel kleine Buttermilchcremewölkchen abstechen und auf das Beerenpüree setzen. Mit gemahlenen Nüssen bestreuen.

Nachmittag

Ihr Bewegungsprogramm:

Probieren Sie heute eine Sportart aus, von der Sie sich vorstellen können, sie über längere Zeit auszuüben. Je unkomplizierter Sie mit diesem Sport starten können, desto besser. Wenn Sie kein Fahrrad haben, können Sie sich eines ausleihen, für Walking brauchen Sie nicht mehr als ein Paar bequemer Schuhe.
Eine Stunde sollten Sie für den Sport heute einplanen. Achten Sie immer darauf, daß Sie sich nicht verausgaben, daß Sie immer die Mundatmung einhalten und nicht aus der Puste kommen.

Nachmittags

Wenn Sie das Bedürfnis nach einer Tasse Kaffee überfällt: Machen Sie einen kalten Armguß (s. S. 144).

Nehmen Sie Ihr Basenpräparat mit 250 ml Wasser nach Packungsanweisung ein.

Früher Abend

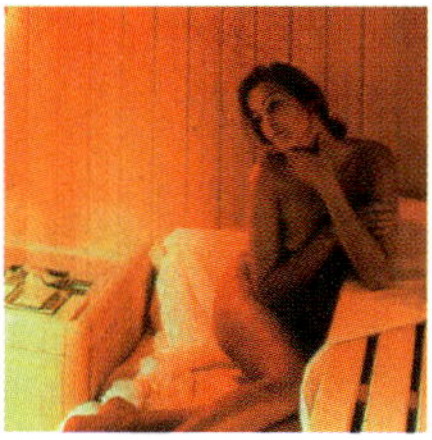

Wenn Sie möchten, gehen Sie in die Sauna, denn dabei werden Säuren über die Haut ausgeschwitzt. Wenn sich das nicht einrichten läßt, steht heute ein Leibwickel zur Entschlackung auf dem Programm, der Sie auch schwitzen läßt. Wie Sie das machen, ist auf Seite 146 beschrieben.

Abendessen

Brotaufstrich des Tages:
Meerrettich-Quark
Verrühren Sie etwas Meerrettich mit einem TL Crème fraîche in einem EL Quark.

Auch heute: Gehen Sie früh zu Bett! Sollten Sie eine wichtige Fernsehsendung nicht verpassen wollen: Nehmen Sie das Programm doch auf eine Videokassette auf! Und auch heute abend sollten Sie den Wecker stellen...

Bevor Sie ins Bett gehen: Vergessen Sie nicht, Ihr Basenpräparat einzunehmen.

Entlastungstag – besonders intensiv entsäuern

3. Tag

Entlastungstag:
Nach zwei Tagen, an denen Sie in eine möglicherweise neue Ernährung hineingeschnuppert haben, kommt heute ein Entlastungstag, der etwas nachdrücklicher entsäuernd wirkt und belastende Flüssigkeit ausschwemmt. Das Mittagessen ist so gedacht, daß Sie es auch als Picknick mit auf einen Ausflug nehmen können.

Bevor Sie in den Tag starten: Nehmen Sie Ihr Basenpulver ein.

Tee des Tages:
- Birkenblätter – Brennesselblätter – Weißdorn
- 1 – 2 Flaschen Heilwasser (0,75 Liter)
- Insgesamt sollten Sie heute mindestens 2 – 3 Liter trinken!

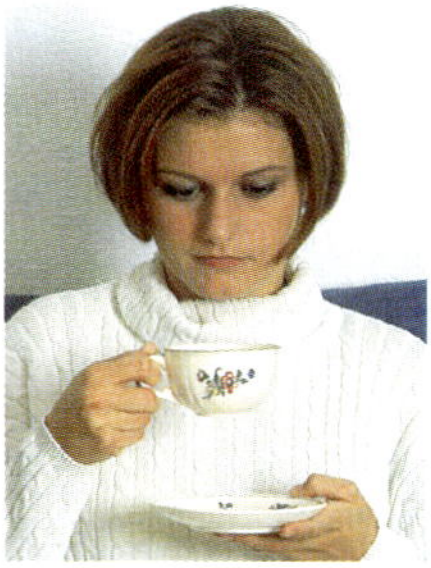

Aufstehen

- Der Entlastungstag beginnt wie alle anderen mit ausgiebigem Dehnen und Strecken. Noch im Bett massieren Sie heute Ihren Bauch: Mit sanftem, aber nachdrücklichem Händedruck vom linken Rippenbogen nach unten, nach rechts, hoch zum rechten Rippenbogen, wieder nach links streichen, immer im Uhrzeigersinn. Einige Minuten sollten Sie dieses Streichen durchführen, bis Sie merken, daß der Darm sich regt.
- Wiegen Sie sich heute morgen, denn wahrscheinlich entlohnt Sie der Entlastungstag morgen mit einem sichtbaren Gewichtsverlust wegen der ausgeschwemmten Flüssigkeit.
- Eine Wechseldusche bringt den Kreislauf auf Trab (s. S. 143).

Frühstück

Das übliche Frühstück verschieben Sie auf morgen, denn heute ist Gemüsetag.

Zutaten

1 kleine Möhre
1/4 Schlangengurke
1 Tomate
75 ml Bioghurt
Kräuter
1 Scheibe Knäckebrot

Gemüsemüsli

- Waschen Sie das Gemüse, ggfs. schälen. Schneiden Sie die Gurke und die Tomate klein, und raspeln Sie die Möhre.
- Geben Sie alles in eine Müslischale und heben den Bioghurt unter. Streuen Sie die Kräuter darüber.
- Dazu gibt es eine Scheibe Knäckebrot.

Später Vormittag

Nehmen Sie Ihr Basenpräparat mit 250 ml Wasser nach Packungsanweisung ein.

Machen Sie anschließend etwas Sport, aber übertreiben Sie es nicht. Ist das Wetter gut, machen Sie einen forschen

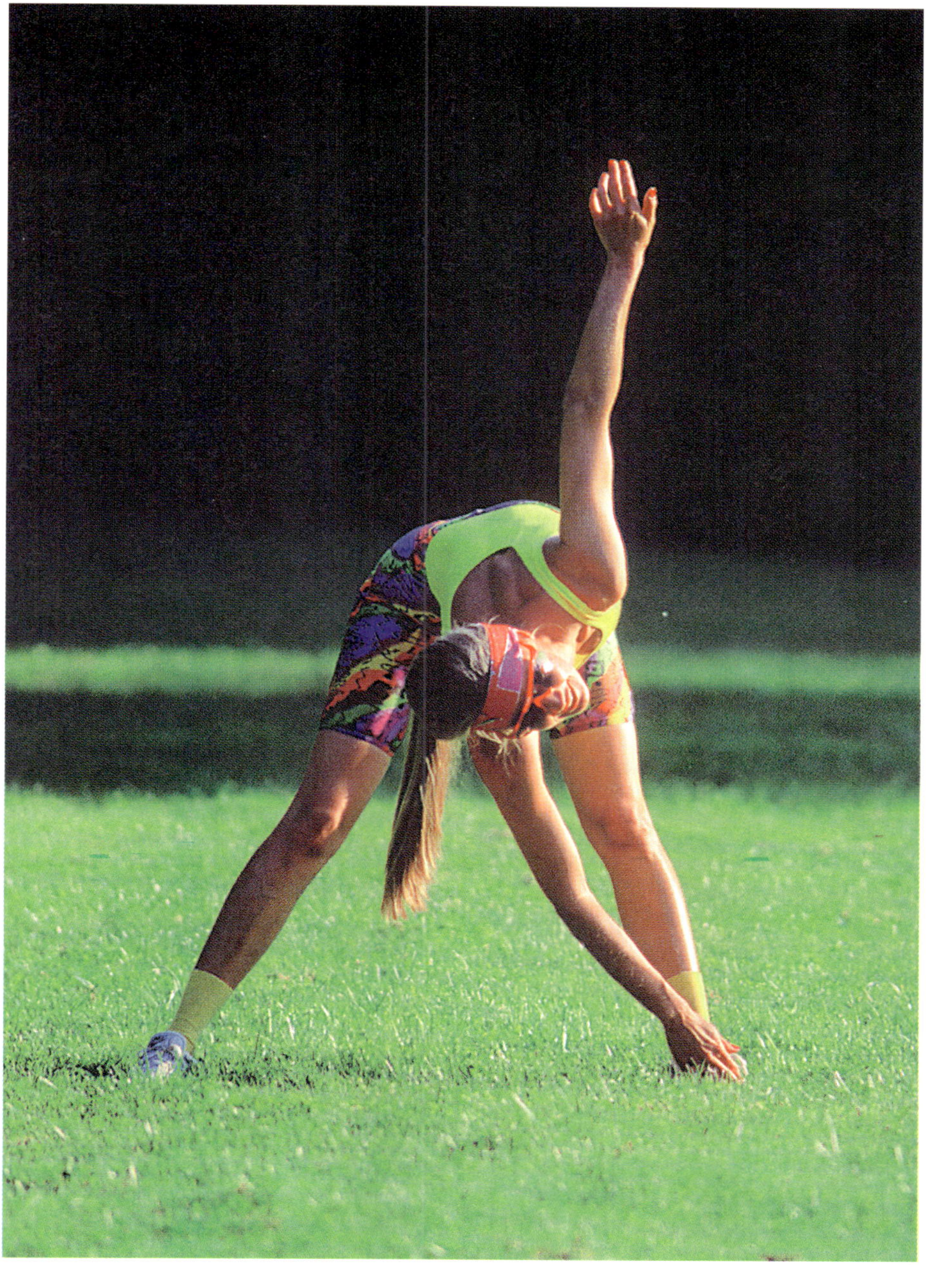

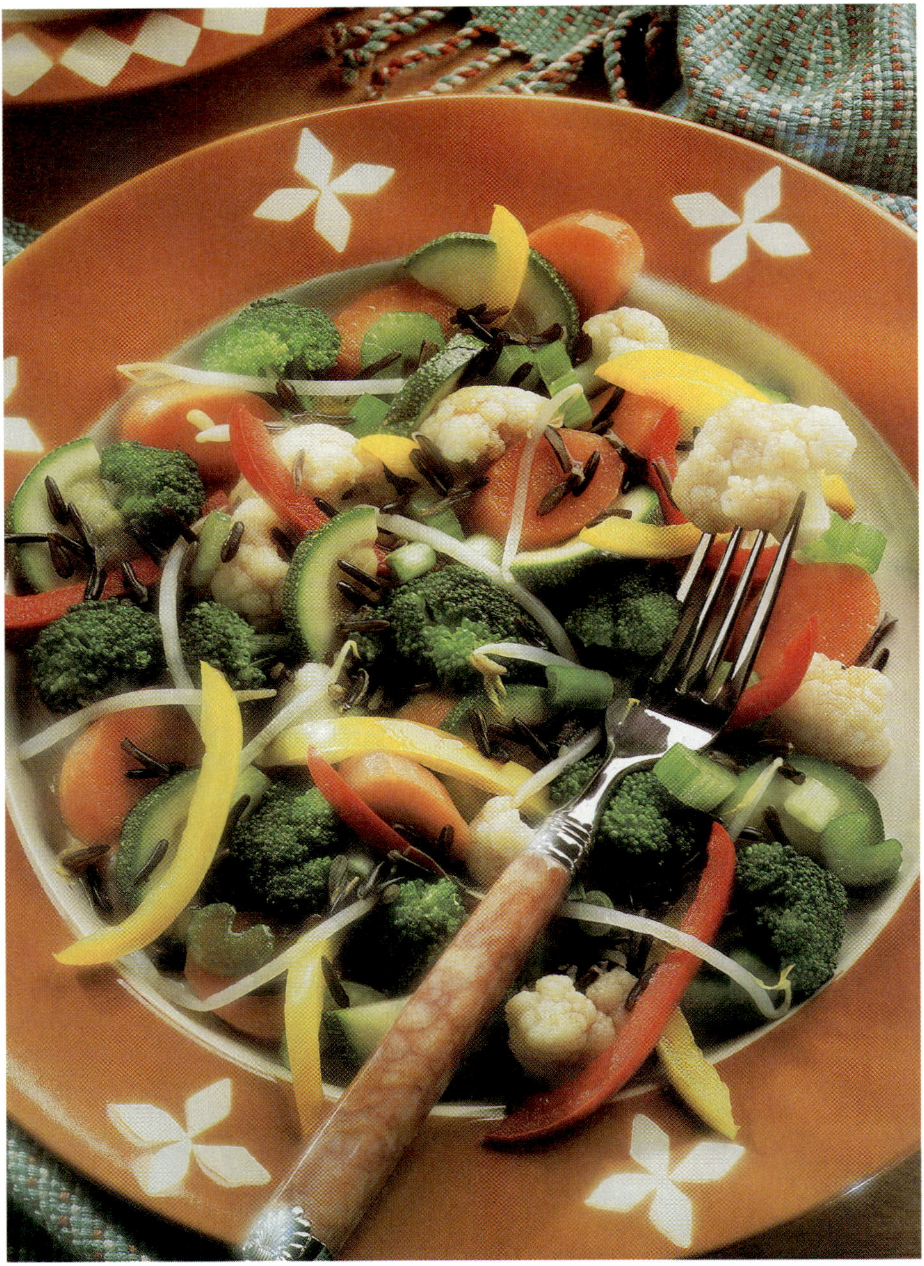

Spaziergang, oder radeln Sie ein wenig. Bei schlechtem Wetter ist etwas Gymnastik eine gute Alternative. Im Sommer ist Schwimmen eine Sportart, die durch die tiefe Atmung sehr entsäuernd wirkt.

Mittags

Gemüse-Platte mit Pellkartoffeln

Zutaten

- roh eßbares Gemüse nach Geschmack und Saison
- kaltgepreßtes Öl
- Balsamico-Essig
- frische Kräuter
- evtl. etwas saure Sahne

- Waschen und zerkleinern Sie das Gemüse. Bei Gurken, Zucchini, Tomaten usw. können Sie die Schale daran lassen, anderes Gemüse wird geschält. Geeignet sind auch Blumenkohlröschen, Rosenkohl usw.
- Geben Sie wenig Öl und Balsamico-Essig über das Gemüse.
- Die Kartoffeln werden in der Schale gedämpft. Geben Sie evtl. einen Klecks saure Sahne mit frischen Kräutern darüber.

Nachmittags

Nehmen Sie Ihr Basenpräparat mit 250 ml Wasser nach Packungsanweisung ein.

Heute haben Sie Zeit, um ein weiteres Entspannungsverfahren kennenzulernen. Machen Sie die Anfangsübung des Autogenen Trainings, die auf Seite 210 beschrieben ist.

Abends

Das Abendessen sollte heute besonders früh liegen, damit der Darm optimal entlastet wird.

Gemüsesuppe

Zutaten

- 300g Gemüse nach Vorrat
- Gemüsebrühe
- Frische Kräuter
- 1 TL Bioghurt

- Je nachdem, welches Gemüse Sie gewählt haben: waschen, schälen oder schaben. Anschließend kleinschneiden und leicht andämpfen.

- Geben Sie es zur heißen Gemüsebrühe (Instant, aus dem Reformhaus) und schmecken die Suppe mit frischen Kräutern Ihrer Wahl ab.

- Füllen Sie die Suppe in einen flachen Teller, und geben Sie als Dekoration einen Löffel Bioghurt in die Mitte.

Frühestens 1 Stunde nach dem Abendessen beginnen Sie das Entsäuerungsbad (s. S. 146).

Gehen Sie auch heute wieder früh zu Bett! Doch nicht vergessen: Vorher Ihr Basenpräparat einnehmen.

4. Tag

Die Entsäuerung läuft auf vollen Touren

Wenn Sie das Wochenprogramm – wie vorgeschlagen – an einem Freitag begonnen haben, hat Sie heute der Alltag wieder (wenn Sie nicht Urlaub haben...). Dehnen Sie sich im Bett. Rekapitulieren Sie die Ruheübung des Autogenen Trainings, und denken Sie im Tagesverlauf immer mal daran, wenn Sie hektisch zu werden drohen!

Wie jeden Tag gilt auch heute: Nehmen Sie nach dem Aufstehen Ihr Basenpulver ein.

Aus der Palette der Kneipp-Anwendung wählen Sie heute morgen das Trockenbürsten (s. S. 145) und anschließend eine (Wechsel-) Dusche (s. S. 143) aus.

Frühstück

Frühstücken Sie heute wieder wie am ersten und Szweiten Tag. Denken Sie trotz Montagsstimmung daran: Sie brauchen Ruhe zum Frühstück!

Als Besonderheit heute: Ein ganzes Stück Obst.

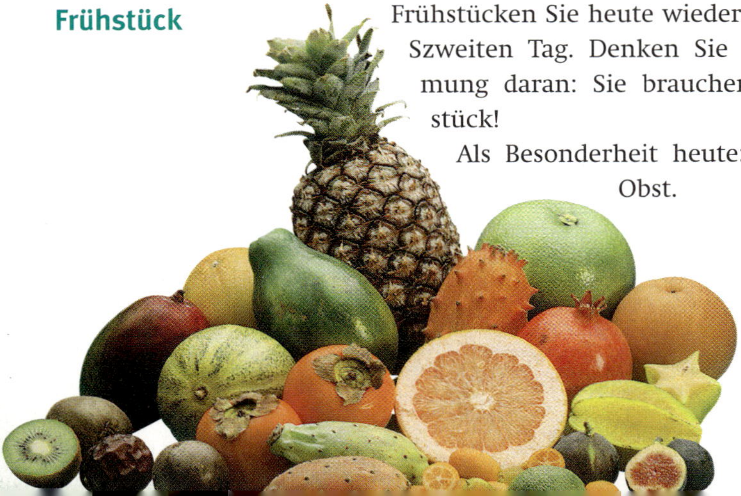

Später Vormittag

❗ **Trinken Sie Ihr Basenpräparat.**

Mittags

Ihr heutiges Mittagsmenü:

- Selleriesuppe
- Zucchini mit Brotfüllung und Kräuterrahm
- Grilltomate, Paprikagemüse
- Zimt-Joghurt

Selleriesuppe

- Schälen Sie den Sellerie, schneiden Sie ihn in kleine Stücke und dünsten sie in wenig Wasser. Dann mit Milch und Sahne angießen und aufkochen lassen. Schmecken Sie die Suppe mit frischen Kräutern Ihrer Wahl ab.

Zutaten

50 g Sellerie
Milch
1 TL Sahne
frische Kräuter

Zucchini mit Brotfüllung

- Die Zucchini waschen, längs halbieren, aushöhlen und in eine leicht gefettete feuerfeste Form setzen.
- Das Vollkornbrot kleinschneiden und in der Milch einweichen. Das Ei unterheben und mit Kümmel und Koriander würzen.
- Die Masse in die Zucchini füllen, mit dem Käse belegen und im vorgeheizten Ofen bei ca. 180 °C ca. 20 Minuten backen.
- Die Tomate waschen, den Blütenansatz herausschneiden, kreuzförmig einschneiden und mit in die feuerfeste Form setzen.
- Die Paprika waschen und kleinschneiden. Mit den frischen Kräutern bestreuen.

Zutaten

$^1/_2$ Zucchini
2 Scheiben Vollkornbrot
50 ml Milch
1 Ei
20 g Camembert
1 Tomate
Kümmel, Koriander

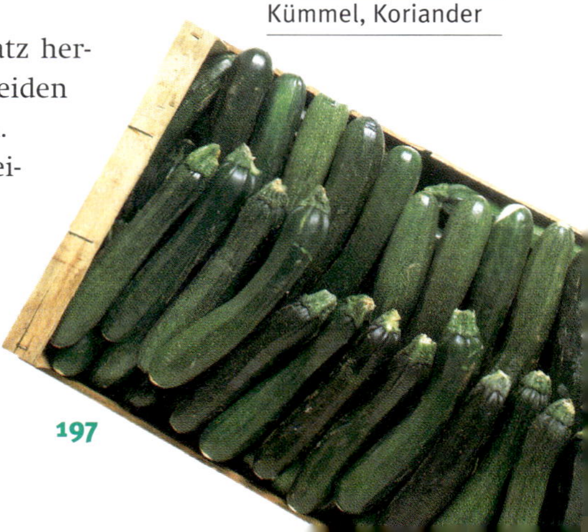

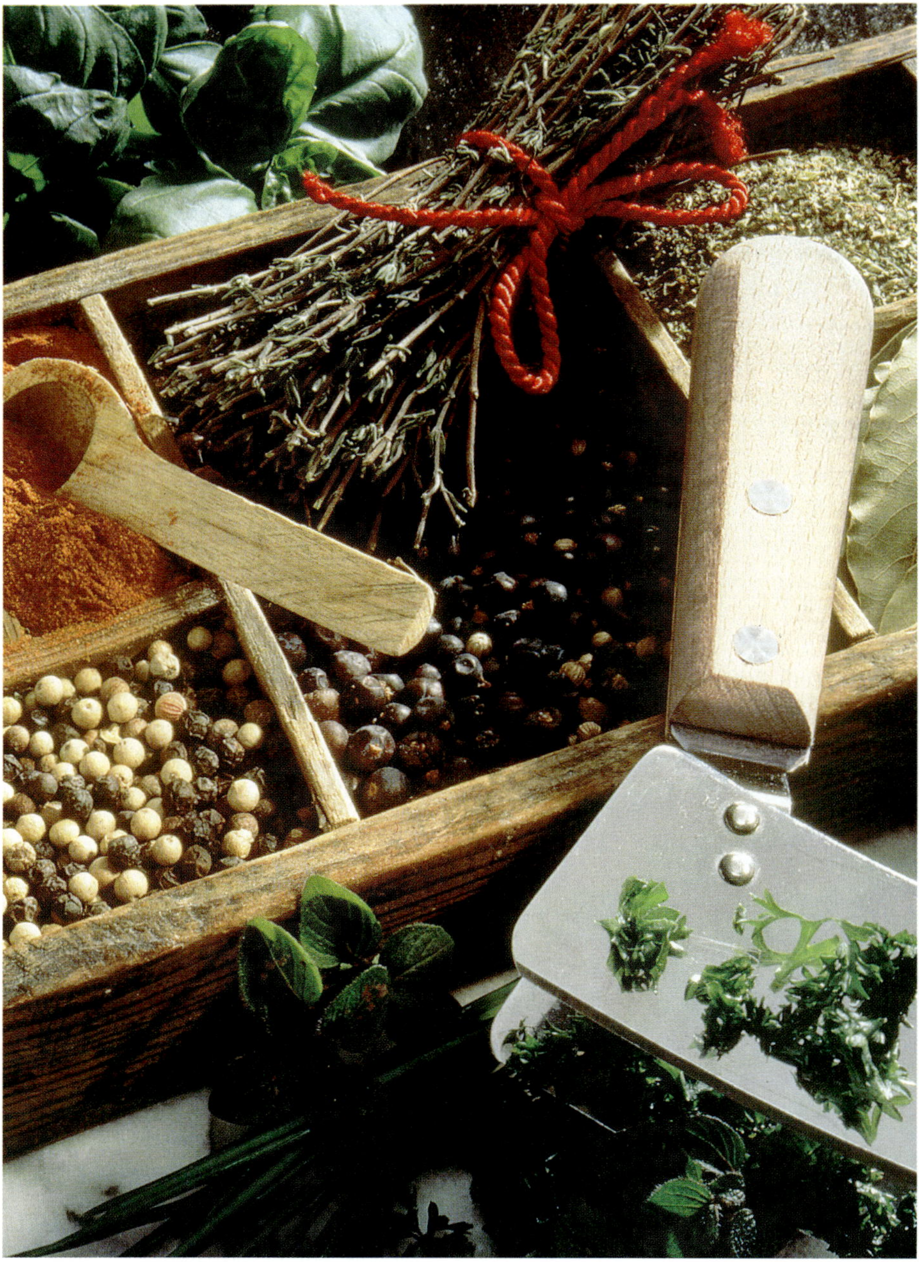

Kräuterrahm

- Für den Kräuterrahm den Schnittlauch und die Petersilie ganz fein hacken und die anderen Gewürze zugeben. Mit der Milch und der Sahne verrühren, ggfs. mit Worcestersoße abschmecken. Den Kräuterrahm als Soße über die gefüllte Zucchini geben.

Zutaten

- Schnittlauch
- Petersilie
- etwas Majoran
- etwas Oregano
- 1/8 l Milch
- 1 TL Sahne
- evtl. Worcestersoße

Zimt-Joghurt

- Den Joghurt mit Honig und Zimt verrühren, je nach Wunsch mit etwas frischem Obst garnieren.

Zutaten

- 125 g Joghurt
- 1 TL Honig
- Zimt
- evtl. frisches Obst

Nachmittags

Nehmen Sie Ihr Basenpräparat mit 250 ml Wasser nach Packungsanweisung ein.

Abends

Heute liegt Ihr kleines Sportprogramm wieder am Abend. Entscheiden Sie je nach Wetter, Laune und Jahreszeit, ob Sie heute laufen, schwimmen, radeln oder einfach nur etwas Gymnastik machen.

Abendessen

Besonderheit heute: Basensuppe (s. S. 170).

Auch heute heißt es wieder: Basenpräparat trinken.

Dann früh zu Bett gehen. Machen Sie vorher ein Wechselarmbad (s. S. 144), trocknen Sie sich nicht ab, sondern streifen Sie nur Ihr Nachtgewand über, und schlüpfen Sie gleich unter die Decke.

5. Tag

Wachwerden mit einem Morgenspaziergang

Wollen Sie heute einmal den Spruch „Morgenstund hat Gold im Mund" ausprobieren? Wenn es Ihnen keinen Streß bereitet, sollten Sie heute einmal eine halbe Stunde früher als sonst aufstehen.

Nehmen Sie als erstes Ihr Basenpräparat ein.

Machen Sie dann einen abgekürzten Gesichtsguß nach Kneipp: eiskaltes Leitungswasser ins Gesicht, im Schwall! Das reicht fürs erste. Nun unternehmen Sie einen flotten Morgenspaziergang, oder Sie schlüpfen in Ihren Jogging-Dress und drehen eine Runde. Schreiten Sie flott aus! Planen Sie einen Bäckerei-Besuch auf Ihrer Runde ein. Heute dürfen Sie sich als Besonderheit zum Frühstück ein Dinkelbrötchen oder eine Vollkornstange gönnen.
In die Dusche steigen Sie dann nach Ihrem morgendlichen Ausflug.

Frühstück

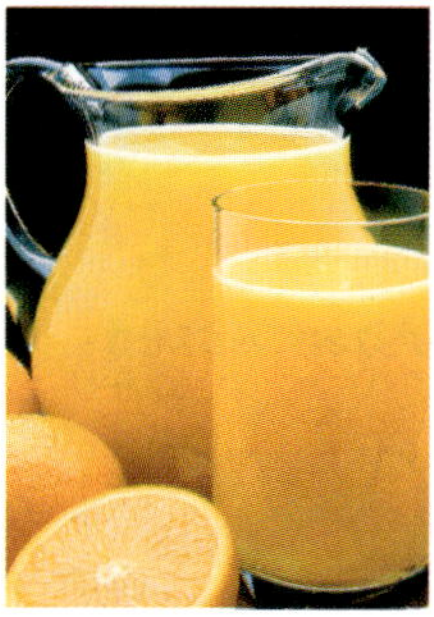

Ein Dinkel- oder Vollkornbrötchen, dünn mit Butter bestrichen, mit gehackten Kräutern (z. B. Kresse) bestreut. Dazu einen Schönheitsdrink: Eine frisch ausgepreßte Orange, Apfel- und Möhrensaft (ideal wäre ebenfalls frisch gepreßt) zu gleichen Teilen.

Getränke des Tages:
- Tee aus Melisse, Baldrian und Hopfen, aber erst ab dem Nachmittag trinken, da er müde macht.
- 2 Flaschen natriumarmes Heilwasser (es schwemmt gut aus)

Später Vormittag

Nehmen Sie Ihr Basenpräparat ein.

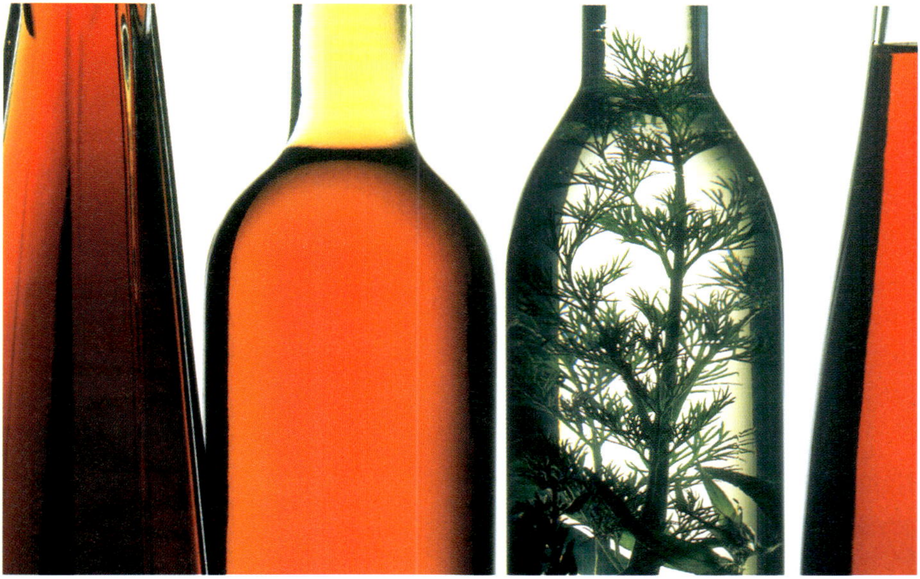

Mittags

Ihr Mittagsmenü für heute:

- Rucola mit Dinkelcroutons und Kerbel
- Maisplätzchen mit Tomatenfilets in Sauerrahm und Hähnchenbrust

Rucola mit Dinkelcroutons und Kerbel

Zutaten

- 50 g Rucola-Salat
- 1/2 Scheibe Dinkeltoast
- 1 Knoblauchzehe
- etwas Distelöl
- einen Spritzer Balsamico-Essig (oder anderen)
- 1 Kerbelzweig
- 1 TL Butter

- Den Rucola waschen, auf einem Vorspeisenteller anrichten und mit Essig und Öl beträufeln. Streuen Sie die frischen Kerbelblättchen und den feingehackten Knoblauch auf.
- Schneiden Sie aus dem getoasteten Dinkelbrot kleine Würfel (Croutons), und rösten Sie sie leicht in der erhitzten Butter an – über den Salat geben.

Zutaten

1 kleine Tomate
25 ml Sauerrahm
75 g Maiskörner aus der Dose
1 Ei
1 TL Stärke
1 Hähnchenbrust
1 TL Olivenöl
10 g Butter
frisches Basilikum

Maisplätzchen mit Tomatenfilets in Sauerrahm und Hähnchenbrust

- Den gut abgetropften Mais, das Ei und die Stärke im Mixer oder mit dem Pürierstab zerkleinern und in einer gebutterten Pfanne zu kleinen Plätzchen ausbacken.
- Die abgezogenen und entkernten Tomatenachtel im Olivenöl anschwitzen und mit der sauren Sahne begießen. Basilikum in feine Streifen schneiden und die Tomaten damit bestreuen.
- Das Hähnchenbrustfilet bei etwa 200°C 15 Minuten in der Röhre braten.

Nachmittags

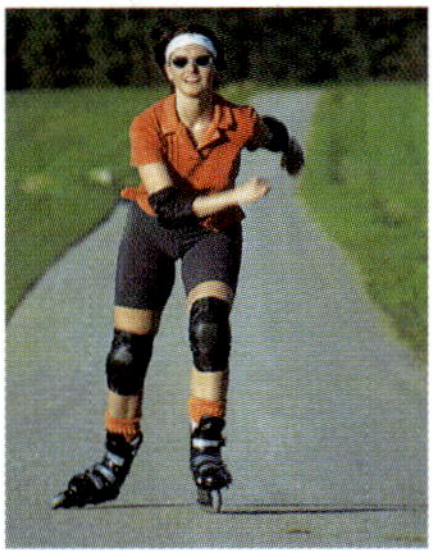

Nehmen Sie Ihr Basenpräparat mit 250 ml Wasser nach Packungsanweisung ein.

Heute nachmittag reservieren Sie sich bitte mindestens eine Stunde für irgend etwas, das Ihnen besonderen Spaß macht. Wollten Sie einmal Inline-Skating ausprobieren? Dann leihen Sie sich Rollerblades. Wollten Sie einen Einkaufsbummel machen? Auf in die Stadt! Oder ein Buch lesen? Nur zu! Einzige Bedingung ist, daß Sie es richtig genießen.

Abends

Nach dem Abendessen sollte Sie heute abend einmal die Wirkung eines Kräutertees aus Melisse, Baldrian und Hopfen ausprobieren. Mischen Sie alle zu gleichen Teilen, oder aber nehmen Sie nur zwei Heilpflanzen, z. B. Baldrian und Melisse. Sie werden sehen, dieser Tee macht Sie herrlich müde.

Vor dem Zubettgehen nehmen Sie Ihr Basenpräparat ein.

Dann probieren Sie ein Wechselarmbad aus (beschrieben auf Seite 144). Für abends den Heißanteil nicht zu heiß wählen, sonst werden Sie unnötig angeregt. Nach dem Wechselarmbad sollen Sie die Arme nicht abtrocknen, sondern gleich – warm angezogen – im Bett verschwinden.

Auf die Atmung achten

6. Tag

Beginnen Sie den Tag nach dem Trinken des Basenpräparates mit einem abgewandelten Luftbad: Fenster sperrangelweit aufreißen und noch gut zugedeckt im Bett liegenbleiben. Die frische Luft gibt Ihnen einen Atemanreiz, den Sie ausnutzen sollten, um einmal die tiefe Bauchatmung bewußt zu beobachten: Legen Sie beide Hände auf den Bauch und atmen Sie nun so ein, daß sich die Hände mit der Bauchdecke heben müssen.
Die Bauchatmung kommt im Alltag wegen der sitzenden Lebensweise, einengender Kleidung usw. oft zu kurz. Überwiegend verlegen wir uns auf die flachere Brustatmung. Denken Sie heute im Tagesverlauf öfter einmal daran, auch in den Bauch zu atmen!

Frühstück

Bereiten Sie sich als Besonderheit heute einen frischen Obstsalat zu: Nehmen Sie dazu Obst Ihrer Wahl (z.B. eine Orange, eine kleine Banane und einen Apfel), geben Sie zwei Eßlöffel Haferflocken dazu und mischen Sie alles zum Müsli.

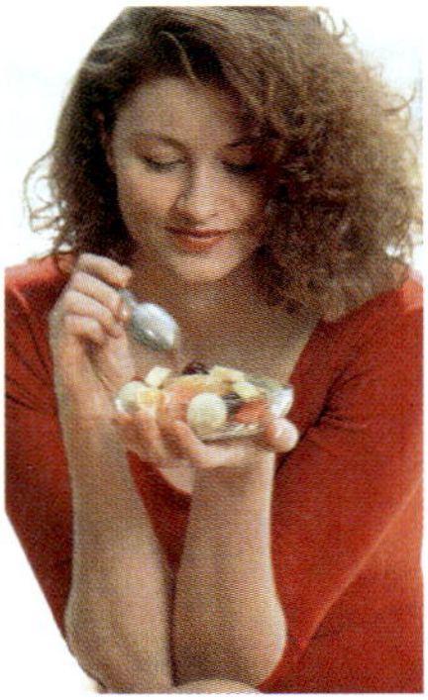

Getränke des Tages

- Als Tee des Tages schlagen wir einen entschlackenden Kräutertee aus Birkenblättern, Brennessel und Lindenblüten vor (immer daran denken: nur 1 TL Kräutermischung auf 1 l Wasser!).

Trinken Sie zusätzlich mindestens einen Liter sulfatreiches Heilwasser (Sie können es über die Apotheke besorgen, z. B. Eberstädter Steinberg Quelle, Ensinger Schiller-Quelle, Imnauer Fürstin-Eugenie-Quelle, Lauchstädter Heilbrunnen)

Später Vormittag

Nehmen Sie Ihr Basenpräparat ein.

Mittags

Ihr Mittagsmenü für heute:

- Dinkel-Gemüsebratling in Salbeisoße
- Rote Waldbeerengrütze

Zutaten

1 kleine Karotte
$^{1}/_{2}$ Zucchini
$^{1}/_{2}$ rote Paprika
50 g Magerquark
75 g Dinkelflocken
1 Ei
0,1 l Basenbrühe (Rezept s. S. 170, alternativ Gemüsebrühe)
2 EL Sahne
1 TL Mondamin
4 Salbeiblätter
Sonnenblumenöl

Dinkel-Gemüse-Bratling in Salbeisoße

- Karotte und Zucchini waschen und auf der groben Reibe raspeln. Die Paprika waschen und in kleine Würfel schneiden.
- Den Quark, das Ei und die Dinkelflocken vermischen. Mit dem Gemüse vermischen. Flache Bratlinge formen und bei kleiner Hitze und wenig Fett in einer beschichteten Pfanne braten.

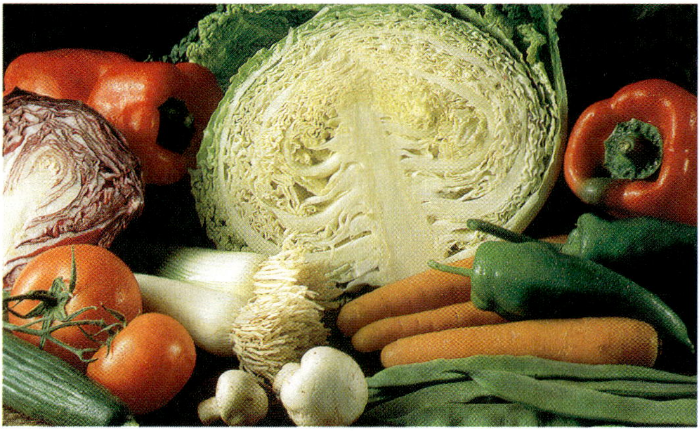

- Bringen Sie die Basenbrühe und die Sahne zum Kochen, und binden Sie die Flüssigkeit mit Mondamin. Geben Sie zum Schluß die feingeschnittenen Salbeiblätter zu.
- Richten Sie die Bratlinge auf einem Teller an, und geben Sie die Soße darüber.

Rote Waldbeerengrütze

Zutaten

100 g Waldbeeren (Tiefkühlkost)
$^1/_2$ Zimtstange
1 TL Ahornsirup
2 Blatt Gelatine

- Gelatine in wenig lauwarmem Wasser einweichen.
- Die Hälfte der Waldbeeren mit der Zimtstange aufkochen und mit dem Ahornsirup süßen. Die Beeren pürieren und die eingeweichte, ausgedrückte Gelatine zugeben. Kurz aufkochen lassen.
- Die andere Häfte der Waldbeeren in zwei Dessertschalen anrichten und mit dem gut pürierten Waldbeerenmousse überziehen.
- In der Weihnachtszeit können Sie die Beeren auch mit etwas Lebkuchengewürz aufkochen.

Nachmittags

Nehmen Sie Ihr Basenpräparat mit 250 ml Wasser nach Packungsanweisung ein.

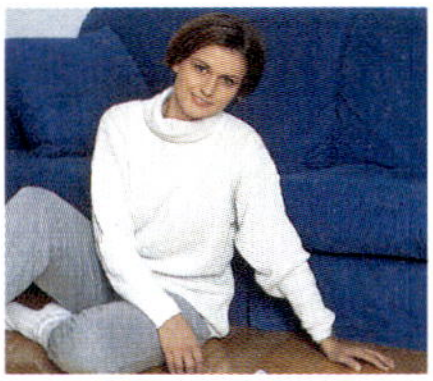

Für nachmittags oder abends sollten Sie sich heute noch einmal die Sauna vormerken. Wenn sich das nicht organisieren läßt, können Sie auch in einem Leibwickel entschlacken (s. S. 146).

Abends

Als Besonderheit heute abend ist etwas Seefisch vorgesehen. Nehmen Sie einen Rollmops oder ein kleines Stück Räucherlachs. Die Säure des Herings ist hier nicht ungünstig, denn sie verbessert die Verdaulichkeit des Fischeiweißes.

Trinken Sie vor dem Zubettgehen Ihr Basenpräparat.

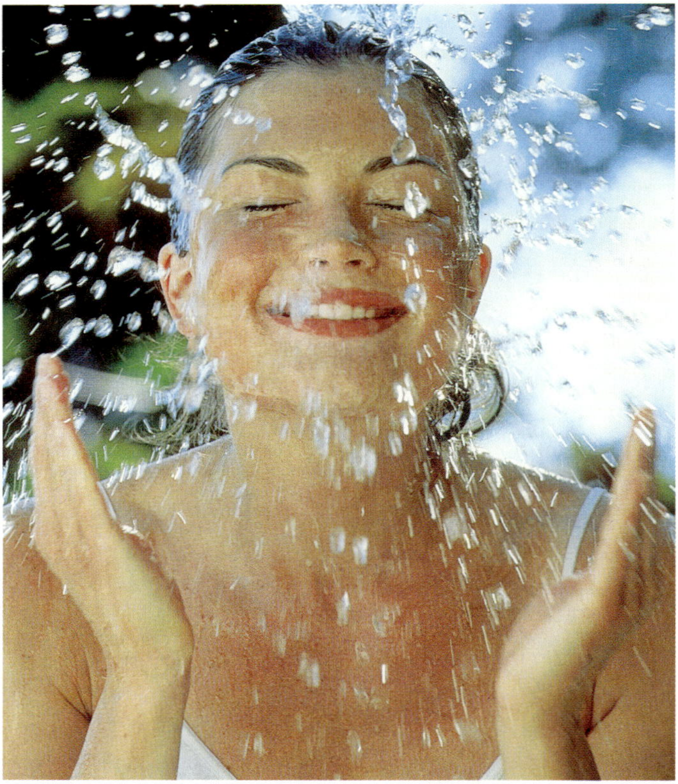

7. Tag

Lassen Sie die Woche Revue passieren

Der letzte Tag Ihres Wochenprogramms zur Entsäuerung beginnt wieder mit gemütlichem Strecken im Bett. Nach dem Trinken des Basenpräparates werfen Sie sich im Bad erst einen kalten Wasserschwall ins Gesicht und nehmen dann eine Wechseldusche.

Frühstück

Probieren Sie heute als Süßungsmittel für Ihr Müsli einmal Birnen- oder Apfelkraut (aus dem Reformhaus).

Tee des Tages

- Trinken Sie einen kreislaufanregenden Rosmarintee (1 TL Rosmarinblätter auf 1 l Wasser).
- Heilwasser: Nehmen Sie eines aus Ihrer Gegend; Sie erkennen Heilwässer an der grünen 0,75-l-Pfandflasche.

Später Vormittag

Nehmen Sie Ihr Basenpräparat ein.

Haben Sie Zeit? Dann sollten Sie sich vor dem Mittagessen bzw. vor dessen Zubereitung 10 Minuten hinlegen.

Mittags

Ihr Menü für heute

- Kartoffeltartelette mit Tomaten-Spinatfüllung
- Forelle im Gemüse-Kräutersud pochiert, Schloßkartoffeln

Kartoffeltartelette mit Tomaten-Spinatfüllung

Zutaten

- 1 mittelgroße Kartoffel
- 1 Eigelb
- Muskatnuß
- etwas Kartoffelstärke
- 1 Tomate
- 30 g frischer Blattspinat
- 4 EL Sahne

- Die Kartoffeln dämpfen, pellen und durch die Presse drücken oder stampfen. Geben Sie das Eigelb und die Kartoffelstärke zu. Formen Sie die Kartoffelmasse zu kleinen Törtchen und backen Sie diese auf einem Blech mit Backpapier bei 180 °C ca. 10 Minuten im vorgeheizten Ofen.
- Die Tomaten waschen, kurz mit kochendem Wasser überbrühen und abziehen. Die Kerne entfernen, die Tomate in kleine Stücke schneiden. Den Blattspinat in der Sahne weich dämpfen und die Tomatenstückchen zugeben. Den Spinat in das nun fertige Kartoffeltartelette geben.

- Tip: Diese Tartelettes können sehr gut mit etwas Käse überbacken werden.

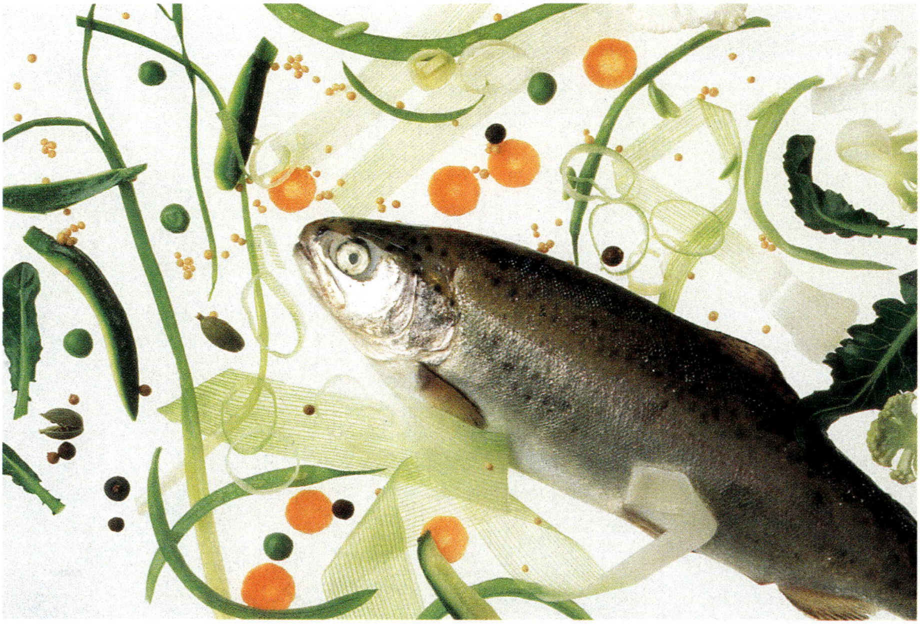

Zutaten

1 frische Forelle
1 kleine Karotte
ein kleines Stück Sellerie (ca. 30 g)
0,1 l Basenbrühe (s. S. 170; alternativ Gemüsebrühe)
Dill, Kerbel, Estragon
1 EL Butter
2 Kartoffeln

Forelle im Gemüse-Kräutersud pochiert, Schloßkartoffeln

- Die in feine Blättchen geschnittenen Gemüse mit der Hälfte der Butter anschwitzen und mit der Basenbrühe aufgießen. Die Forelle in den Gemüsefond einlegen und mit den Kräutern bestreuen.
- Die Pfanne abdecken und etwa 10 Minuten bei mittlerer Hitze ziehen lassen.
- Die Kartoffeln in Form schneiden, dämpfen und in der restlichen Butter ausbraten.

- Tip: Auf diese Weise lassen sich auch andere Fischsorten zubereiten. Auch die Zugabe der Gewürze kann man je nach Geschmack variieren (z. B. Safran, Basilikum, Petersilie).

Nachmittags

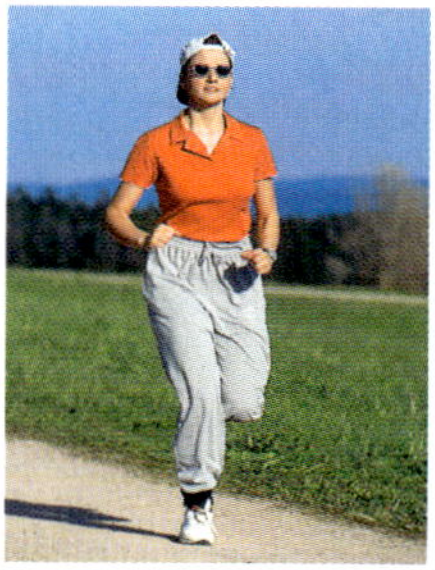

Nehmen Sie Ihr Basenpräparat mit 250 ml Wasser nach Packungsanweisung ein.

Eine halbe bis eine Stunde Bewegung an der frischen Luft stehen am frühen Abend auf dem Programm, je nach Lust und Möglichkeiten strammes Gehen, Jogging, Radfahren, Rudern ....

Ziehen Sie heute Bilanz über Ihr Wochenprogramm. Wie haben Sie sich gefühlt? Welche Bausteine übernehmen Sie in den Alltag?

Abends

Bereiten Sie sich nach dem Abendessen Ihren Basentrunk vor und stellen ihn auf den Nachttisch. Dann kommt heute noch einmal ein Entsäuerungsbad an die Reihe (s. S. 146). Anschließend nicht abtrocknen, sondern gleich den Pyjama anziehen und ins Bett gehen!

Als „Schlummertrunk“ das Basenpräparat trinken.

Entspannung – eine Wohltat für Körper und Seele

Wenn Sie sich dazu entschließen, ein Entspannungsverfahren zu lernen, gilt es, die für Sie am besten geeignete Methode herauszufinden. Die Philosophie der Methode muß Ihnen liegen, die Mitteilnehmer müssen zu Ihnen passen (Teenager können sich in einem Kurs für Autogenes Training oft vor Kichern nicht halten, weil sie finden, daß die Älteren gar zu verbissen sind), der Kursleiter muß Ihnen gefallen und die äußeren Umstände wie Erreichbarkeit und Trainingszeit müssen stimmen. Vorsicht sollten Sie walten lassen, wenn Ihnen zu viele Versprechungen gemacht werden und der Kurs sehr teuer zu werden droht. Hier besteht die Gefahr, daß der Anbieter nicht seriös ist. Einige Entspannungstechniken sind in fernöstliche Philosophien eingebettet (T'ai Chi, Qi Gong, Yoga), einige beruhen auf Autosuggestion (Autogenes Training), einige stellen die Muskulatur ganz in den Vordergrund, an der sich Ver- und Entspannung letzten Endes abspielen (progressive Muskelentspannung nach Jacobson, Feldenkrais-Methode, Alexander-Methode). Bei der Meditation lassen Sie vor allem Ihre Gedanken schweifen. Einige Methoden werden von Psychotherapeuten gelehrt, einige von Bewegungstherapeuten. Sie können sich auch mit Ihrem Arzt besprechen, welche Methode für Sie besonders geeignet ist. Als Beispiel soll eine kleine Übung aus dem Autogenen Training und eine aus der Muskelrelaxation nach Jacobson angeführt werden.

Schnupperübung Autogenes Training

Legen Sie sich entspannt hin, schließen Sie die Augen. Lassen Sie Ihren Atem zur Ruhe kommen. Nun konzentrieren Sie sich ganz auf Ihren rechten Arm. Atmen Sie ganz ruhig, und sagen Sie sich: Mein rechter Arm ist völlig entspannt. Sie können etwas mit den Muskeln spielen, um ein besseres Gefühl für den Arm zu bekommen. Dann lassen Sie ihn jedoch ruhig liegen. Nun sagen Sie: der Arm ist entspannt und wird ganz schwer. Versuchen Sie, zu spüren, wie schwer der Arm auf seiner Unterlage liegt. Vielleicht merken Sie sogar bei dieser Übung schon, wie der Arm warm wird. Wenn Sie sich einige Minuten auf den Arm konzentriert haben, ballen Sie die Faust und lockern Sie den Arm wieder. Meistens braucht es einige Versuche, bis Sie die Schwere und die Wärme spüren. Beides ist Folge einer tiefen Entspannung. Unter Anleitung werden Sie lernen, daß Sie aus der Entspannung gezielt wieder »auftauchen« müssen, so wirksam ist diese Methode!

Probieren Sie die Muskelrelaxation (-entspannung) nach Jacobson

Diese Entspannungsmethode ist etwas pragmatischer als das Autogene Training. In Gruppen, die Autogenes Training einstudieren, lassen sich immer wieder verzweifelte Stimmen vernehmen: Mein Arm ist einfach nicht warm, und er ist einfach nicht schwer. Er ist einfach so, wie er ist. Die progressive Muskelrelaxation kommt ohne Vorstellungen aus. Die Übenden werden hier aufgefordert, (Sie können es mitmachen), beispielsweise ganz fest die Faust zu ballen, mit aller Kraft. Diese sollen Sie nun einige Sekunden lang spüren. Nun wird die Faust abrupt entspannt. Jetzt läßt sich genau erfahren, wie sich völlige Entspannung anfühlt. Diese Übung wird mit allen Muskelgruppen wiederholt. Auf diese Art lernt man ebenfalls gezielt die Muskulatur zu entspannen. Und ist die einmal entspannt, dann entspannt sich gleichzeitig auch die Seele.

Die Allgäu-Clinicen stellen sich vor

In Ergänzung zur wissenschaftlichen Schulmedizin findet in der Allgäu-Clinic Bad Wörishofen/Hindelang die Behandlung auf Basis einer konsequenten Entsäuerung statt. Zentral ist dabei die entsprechende Ernährung. Unter den Bedingungen eines stationären Aufenthaltes kann hier eine gründliche Entschlackung bis hin zum Heilfasten oder der Mayr-Kur durchgeführt werden. Weitere Behandlungspfeiler sind die Kneipp-Therapie und Entspannungsverfahren, jeweils ergänzt durch geeignete andere anerkannte Naturheilweisen bzw. komplementäre Verfahren. Diese Behandlung empfiehlt sich nicht nur für die verschiedensten Heilanzeigen, sondern sie berücksichtigt den ganzen Menschen mit seiner Konstitution, seinen Befindensstörungen, Neben- und Vielfacherkrankungen.

Wie komme ich zu einer Entsäuerungs-Kur?

Die Kur ist ins Gerede gekommen, weil sie vermeintlich zu viel Geld kostet. Inzwischen wurde jedoch erkannt, daß die große Gefahr besteht, am falschen Ende zu sparen. Denn nach wie vor gilt, daß eine rechtzeitig durchgeführte Kur das Ausbrechen oder das Chronifizieren einer Krankheit verhindern kann.

Die Entsäuerungs-Kur, wie sie in diesem Buch beschrieben wurde, ist ein auch schulmedizinisch anerkanntes Be-

Naturheilverfahren:

Nach fachärztlicher Verordnung und unter ständiger Überwachung werden Ihnen Naturheilverfahren von qualifiziertem Fachpersonal angeboten:

- Ernährungstherapie: Entschlackungs- und Entgiftungskuren, insbesondere F. X. Mayr-Kur; Intensiv-Diätetik, Heilfasten, Vitalkost, Cuisine vitale
- Kneipp-Hydro-Thermotherapie
- Pflanzenheilkunde
- Massagen
- Lymphdrainage
- Bewegungstherapie
- Entspannungstherapie (Autogenes Training, Progressive Muskelrelaxation, Qi Gong)
- Patientenschulung, Lehrküche, Patientenseminare, Gour*med*-Kurse
- ergänzende Naturheilverfahren wie Akupunktur, Neuraltherapie, Ausgleich des Säure-Basen-Haushaltes

Behandlung von/Heilanzeigen:

- Rheumaschmerzen, Arthritis, Arthrose, Osteoporose, Gicht, Weichteilrheumatismus
- Migräne, Kopfschmerzen, Tinnitus
- Infektanfälligkeit, Erkrankungen der Atemwege, chronische Infektionen
- allergische Erkrankungen, Asthma
- Herz- und Kreislauferkrankungen, niedriger und hoher Blutdruck, Durchblutungsstörungen der Arterien und Venen
- Erkrankungen des Lymphgefäßsystems (Lymphödem, Stauungen)
- Übergewicht, Fehl- und Mangelernährung
- Leber-, Galle-, Verdauungsstörungen, Verstopfung, Stoffwechselstörungen und deren Folgekrankheiten
- Nieren-, Blasen-, Prostataerkrankungen
- Erschöpfung, Niedergeschlagenheit, psychovegetative und psychosomatische Krankheiten, Schlafstörungen
- Hautkrankheiten wie Schuppenflechte, Follikulitis, Akne, Neurodermitis, Allergien, Rosazea
- chronische Schmerzen
- Familientherapie bei chronischen pädiatrischen Krankheiten wie Neurodermitis, Asthma, chronische Bronchitis usw.

handlungskonzept, das ohne die Mitarbeit des Patienten nicht auskommt. Die Besserung der körperlichen Verfassung wird jedoch regelmäßig sehr schnell spürbar, und die verschiedenen Anwendungen werden als äußerst angenehm empfunden. So wird das Interesse des Patienten schnell geweckt (wenn es nicht schon von vornherein vorhanden war), an der eigenen Gesundung oder Gesunderhaltung mitzuwirken, woraus sich die hervorragenden Erfolge der Entsäuerungskur erklären. Wissenschaftlich belegt sind diese Erfolge beispielsweise für die Migräne-Therapie, aber auch andere vielversprechende Studienprojekte laufen derzeit an den Allgäu-Clinicen, die unter anderem von der Universitätsklinik Zürich (Departement Naturheilverfahren) wissenschaftlich begleitet werden.

Durch die Gesundheitsreformen der letzten Jahre, die auch auf dem Gebiet der Kuren massive Bremsblöcke verteilten, ging das Interesse an Kuren drastisch zurück. Oftmals sind aber die Patienten nur nicht ausreichend informiert und verzichten deshalb ganz unnötig auf Kuren. Nach wie vor werden ärztliche Leistungen und medizinisch notwendige Anwendungen bezahlt; bei stationärer Kur werden die Kosten bei entsprechender Eigenbeteiligung voll übernommen. Der Weg zur Kur scheint mit Formularen und hohem verwaltungstechnischem Aufwand gepflastert zu sein, der viele, die dringend einer Kur bedürfen, davon abhält, eine Kur zu beantragen. Als Beispiel, wie Sie an eine Kur in den Allgäu-Clinicen Hindelang und Bad Wörishofen sowie in der Migräne-Kopfschmerzklinik kommen, soll das Schema auf der folgenden Seite dienen.

Zuerst zum Arzt, der Sie behandelt

Bitte erst Kontakt über
☎ (08247) 393–123
(Beratungsabteilung)
Vorinformation.
Dann zur Kasse.
Dort erhalten Sie Antragsformulare

Wer übernimmt die Kosten?

- Krankenkassen, z. B. AOK, DAK, IKK, TKK o. a.
- Beihilfestelle
- Private Krankenkasse (nur Arzt und Therapie)
- Sie selbst (fragen Sie nach günstigen Angeboten i. d. Nebensaison, und fragen Sie nach Ihren Bonustagen)

AOK | **LKK** | **BKK** | **IKK** | **VDAK** | **AEV** | **Knappschaft**

Ärztliches Attest (Text siehe unten), daß alle ambulanten, medikamentösen Möglichkeiten ausgeschöpft wurden und nur in der

- **Allgäu-Clinic, Hindelang**
- **Allgäu-Clinic, Bad Wörishofen**
- **Migräneklinik**

die notwendigen Voraussetzungen für den erfolgreichen Aufenthalt gegeben sind. Anstelle der Einweisung in ein Krankenhaus.

→ Medizinischer Dienst → Bewilligung

stationäre Kur § 111 SGB 5	ambulante Kur	Kompaktkur
Volle Kostenübernahme Eigenbeteiligung ca. 15%	*Übernahme Arzt/Therapie* ca. 90% → jährlicher Anspruch! (sog. Badearztschein) Unterkunftszuschuß möglich (ca. alle 4 Jahre)	*Kompaktkur* Für die Indikation Migräne sind entsprechende Anträge gestellt. **Fragen Sie uns!**

Rentenversicherung, z. B. BfA/LVA
„verschickt Sie unbeeinflußbar nach . . .“
kein vergleichbares Angebot

Beihilfestelle berät Sie optimal → Amtsarzt
→ Kosteninformation/Unterkunft/Verpflegung/
Therapie/Arzt: abzüglich 15% Allgäu-Clinic
für Naturheilverfahren

Private Krankenversicherung übernimmt meist keine „Kur“, da nicht mitversichert – bitte unbedingt Telefonkontakt mit uns, da sonst keinerlei Kostenübernahme.

Wichtig: (Tel. 08247/393-123) Wichtig!
Fax 08247/393-199

Bücher, die weiterhelfen

Anemueller, H.: Vollwerternährung – aber richtig. TRIAS 1991

Bachmann, R. M.: PraxisService Naturheilverfahren. Klassische Methoden in Bild und Text. Mit Begleitdiskette. Hippokrates 1996

Bachmann, R. M.: Rheumaschmerzen natürlich behandeln. Gräfe und Unzer

Bachmann, R. M.: So hilft die Natur bei Migräne. Hädecke 1996

Bachmann, R. M.: Fasten und Wohlfühlen. Hädecke 1997

Bachmann, R. M.: Gesunder Darm – gesunder Mensch. Ernährung nach F.X. Mayr mit Anleitung für die Milch-Semmel-Kur. TRIAS 1996

Bachmann, R. M.: Vitalkur für den Darm. Gräfe und Unzer 1996

Bachmann, R. M., Saller R. (Hrsg.): Naturheilverfahren in der Praxis, 2 Bände. Perimed

Bachmann, R. M., Schleinkofer, G.: Natürlich gesund mit Kneipp. TRIAS 1997

Bachmann, R. M., Trautwein, W.: Vitalkost, Hippokrates 1996

Buchinger, M.: Heilfasten ist nicht Hungern. TRIAS 1996

Das, S.: Entgiften und entschlacken. TRIAS 1990

Höfler, H.: Atemtherapie und Atemgymnastik. TRIAS 1995

Jung, G.: Umsteigen auf Vollwertkost. TRIAS 1985

Kneipp, Sebastian: Meine Wasserkur; So sollt ihr leben. Ehrenwirth, München.

Schulz, I. H.: Übungsheft für das Autogene Training. TRIAS 1991

Thomas, K.: Praxis des Autogenen Trainings. Selbsthypnose nach I. H. Schulz. TRIAS 1985

Sachverzeichnis